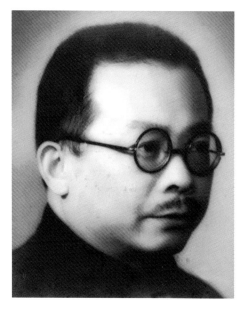

徐小圃（1887—1959）

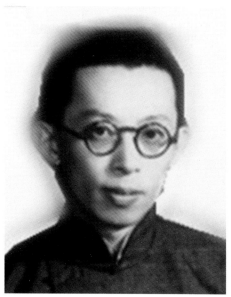

徐伯远（1909—1993）

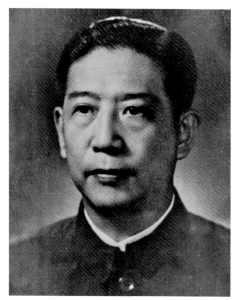

徐仲才（1911—1991）

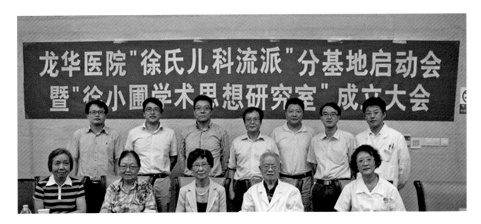

"徐氏儿科流派"在上海中医药大学附属龙华医院成立分基地

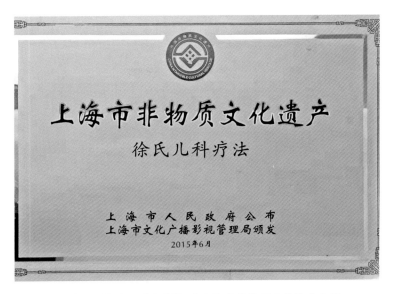

2015年,"徐氏儿科疗法"入选上海市非物质文化遗产名录

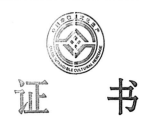

证 书

命名 **姜之炎** 为上海市非物质文化遗产

项目 **徐氏儿科疗法** 代表性传承人。

上海市文化广播影视管理局

二〇一六年六月

姜之炎被任命为"徐氏儿科疗法"代表性传承人

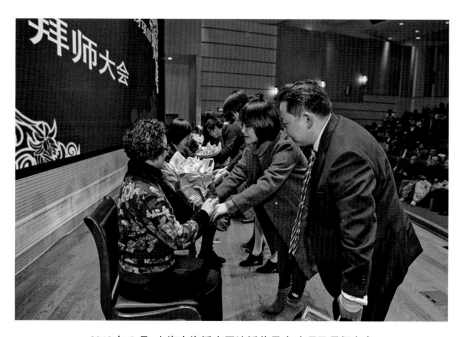

2018 年 3 月,上海市海派中医流派传承人才项目拜师大会

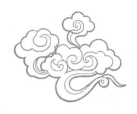

徐氏儿科疗法撷英

主编 姜之炎 马 晶

上海科学技术出版社

内 容 提 要

　　徐小圃、徐伯远、徐仲才是清末民初沪上名医，也是徐氏儿科早期的奠基人。徐氏三人皆极其重视阳气对人体的重要性，特别是其在儿科疾病治疗中推崇"扶阳抑阴"的思想，对现代中医儿科的发展产生了较为深远的影响。本书系统整理了徐氏儿科传承人的学术思想；归纳了徐氏儿科用药特色，展现其注重温阳、温清并用、运脾通络、处处顾护小儿阳气的临床用药特点；以医案形式展示徐氏儿科几代传人在小儿肺、脾、肾等脏腑疾病中的运用，在经典传承的基础上进一步发扬。

　　本书适合中医临床工作者阅读。

图书在版编目（ＣＩＰ）数据

　　徐氏儿科疗法撷英 / 姜之炎，马晶主编. -- 上海 ：
上海科学技术出版社，2022.12
　　ISBN 978-7-5478-5936-0

　　Ⅰ．①徐… Ⅱ．①姜… ②马… Ⅲ．①小儿疾病－中
医临床－经验－中国－现代 Ⅳ．①R272

　　中国版本图书馆CIP数据核字(2022)第192413号

徐氏儿科疗法撷英
主编　姜之炎　马　晶

上海世纪出版(集团)有限公司
上海 科 学 技 术 出 版 社 出版、发行
（上海市闵行区号景路 159 弄 A 座 9F - 10F）
邮政编码 201101　　www.sstp.cn
常熟市华顺印刷有限公司印刷
开本 787×1092　1/16　印张 6.75　彩插 2
字数 100 千字
2022 年 12 月第 1 版　2022 年 12 月第 1 次印刷
ISBN 978 - 7 - 5478 - 5936 - 0/R·2636
定价：55.00 元

编 委 会

主　编　姜之炎　马　晶

编　委（按姓氏笔画排序）

王明晶　王淑敏　刘安琪　刘秀秀

孙程辉　李　晓　李雪军　杨周剑

宋　瑶　张奕星

主 编 介 绍

姜之炎,教授、主任医师,博士研究生导师,上海中医药大学附属龙华医院名中医,上海市浦东新区名中医。兼任中华中医药学会儿科分会常务理事,世界中医药学会联合会儿科专业委员会副会长,中华中医药信息学会儿科分会副会长,中国民族医药学会儿科分会常务理事,上海市中医药学会儿科分会顾问,上海市中西医结合学会儿科专业委员会副主任委员。担任国家中医药管理局"十二五"重点专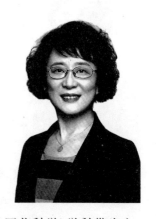科建设负责人,上海市卫生计生系统重要薄弱学科(中医儿科学)学科带头人,上海市海派"徐氏儿科"分基地负责人,第五批非物质文化遗产代表性项目"徐氏儿科疗法"传承人,上海中医药大学附属龙华医院"徐氏儿科学术思想研究室"主任。先后拜中医儿科名医徐伯远、上海中医药大学附属龙华医院儿科开院名中医苏华、"国医大师"晁恩祥为师。从事中医儿科临床近40年,不断探索创新,总结提炼了一套分期辨证、内外合治法综合治疗小儿肺炎的方案,将小儿肺炎分急性期和恢复期进行论治,强调络病理论在小儿疾病中的应用。根据"徐氏儿科疗法"运脾理论治疗儿童鼻病,并带领团队编写了《儿童常见鼻病的中医诊疗方案及一体化管理》。作为国家中医药管理局"十二五"重点专病"小儿汗病"负责人,秉承"徐氏温阳理论"治疗小儿汗病,大胆应用附子,拟定"附子麻黄根汤",温阳扶正敛汗,并牵头完成了小儿汗病多中心流行病学调查及中医证治规律研究,为临床诊治提供了可靠依据。先后承担国家级课题7

项,省市级课题 5 项,上海市卫生和计划生育委员会科研课题 4 项;发表论文 130 余篇,SCI 收录论文 6 篇;主编及参编多部本科生及研究生教材。以项目负责人获中国中西医结合学会科学技术奖三等奖、上海中西医结合科学技术奖二等奖、上海医学科技奖三等奖。多次荣获上海中医药大学"三八红旗手"、上海市卫生健康委员会"先进个人"等称号,是全国"巾帼文明岗"的负责人。

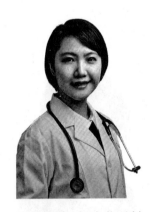

马晶,上海中医药大学附属龙华医院儿科副主任医师,上海市海派中医流派徐氏儿科第五代传人,世界中医药学会联合会儿科专业委员会委员,上海市中西医结合学会儿科专业委员会青年委员,上海市中西医结合学会儿童风湿病学组成员。上海中医药大学优秀党员,上海中医药大学附属龙华医院优秀带教老师、优青人才库人选、先进工作者。

擅长以中医为主、中西医结合方法治疗儿童常见病多发病,如小儿过敏、免疫失调、厌食、汗病、睡眠障碍、反复呼吸道感染等。主持局级课题、院级课题等多项,发表学术论文数篇。2017 年入选上海市海派中医流派传承人才培养项目,主攻儿科医教研,特别是小儿常见病、多发病,以及流派经典在儿科疾病中的应用。

陆　序

海派中医徐氏儿科流派第四代传人姜之炎教授主编的《徐氏儿科疗法撷英》专著即将付梓出版，今受姜主编之约，嘱我写序，读此作，甚感欣慰。

海派中医流派纷呈，名医大家云集荟萃。"徐氏儿科"作为沪上一大流派，是合成海派中医不可或缺的重要元素之一。

传统意义上，中医治病是"内外妇幼，大小方脉"。然临床实践中，还是有疾病类别之分，从而有了内、外、妇、儿、伤、针推所治疾病的归类分科之侧重，尚包括眼耳鼻喉等疾病学科。

"徐氏儿科"之声誉，在沪上医学界与社会民众间实乃闻名遐迩，无人不知，谁人不晓！其可贵之处就在于：一是临床疗效好，大凡幼婴儿之顽疴，经"徐氏儿科"之治即可沉疴转瘥，直至病体康复。二是"徐氏儿科"治婴幼儿病症，有着特色鲜明的学术思想体系。先祖小圃公，经过长期的临床实践并加以总结，认为"阴为体，阳为用，阳气在生理状态下是全身的动力，在病理状态下又是抗病的主力，而在儿科尤为重要"，由此形成"重阴""扶阳""阴阳互根"的学术思想，对徐氏儿科流派的传承和发展产生了深远的影响，形成了一条无与伦比的纽带，在学界亦占据着极为重要的学术地位。

我在求学期间及毕业前的儿科实习阶段，跟随的儿科老师是"徐氏儿科"的弟子——上海中医药大学附属曙光医院儿科名家朱瑞群先生。他对"徐氏儿科"学术精髓的传承，无论是理论阐述，还是临证思辨，真的是让人刻骨铭心，尤其是施药治疾的疗效，真让我五体投诚。

上海中医药大学附属龙华医院的儿科是徐氏儿科流派传承弘扬发展的重

要基地。且不说小圃公的长子徐伯远先生在儿科工作期间既临证又带教，也不说小圃公的次子徐仲才先生时任龙华医院副院长期间为"徐氏儿科"的发展做出突出贡献，还有小圃公的孙女、徐仲才先生之女徐蓉娟教授在龙华医院的临床医疗实践与课题研究中与陆鸿元、郭天玲诸位同道游弋，以及1962年上海中医学院首届毕业生的朱大年（后任龙华医院院长）、鲍永敏，1964年本科毕业的林莲梅及自1983年后本科毕业的姜之炎、陆为华、肖臻（先后任龙华医院的院长、党委书记）等一众本、硕、博医师组成的阵容强大的"徐氏儿科"第四代传人团队，均始终在为"徐氏儿科"的发展壮大不懈努力。在此值得一提的是，龙华医院的儿科自1960年开院设科，迄今62年间，儿科病房始终未曾中断收治患儿，这也为"徐氏儿科"的可持续发展提供了极为有利的客观条件。

本书主编之一姜之炎教授1983年本科毕业，作为第四代"徐氏儿科"传人，师承徐伯远先贤，从事儿科的医教研工作已进入第40个年头，正值学术上的"不惑之年"。她在先贤精神的激励之下，精勤于临床，从不懈怠，坚持追求臻美的疗效，学验俱丰；带教学生、培哺后学也是殚精竭虑，并始终将"徐氏儿科"学术思想运用于临床中。她以先师之学识，结合自身之学验，由此既丰富了流派的学术内涵，又培养了一代代学术思想稳固、专业水准殷实的后学新人。

今出版的《徐氏儿科疗法撷英》一书，是姜之炎教授诸多力作之一，该专著的编撰是从一个得益于前辈先贤教诲而成才的后学角度出发，本着"传承创新发展"理念与"执着追求弘扬"精神，力求让徐氏儿科流派永恒传播，留存在世。这也定是姜之炎教授撰写本专著的信念心迹和动力吧！

恭祝姜之炎教授的又一新作问世。

序之不当，敬请谅解。

2022年8月

徐　序

大道岐黄，薪火相传。徐氏儿科流派是海派中医学术流派之一，"徐氏儿科疗法"是上海市非物质文化遗产项目。姜之炎教授既是徐氏儿科流派第四代传承人，也是"非遗"代表性传承人。我与姜教授相识30余年，近10年因徐氏儿科流派及非物质文化遗产的申报等工作，交往甚密。她勤奋好学，敬业爱岗，温文儒雅，德才兼备，无私提携后人，确是名副其实的徐氏流派传人。今喜闻姜教授主编的《徐氏儿科疗法撷英》付梓在即，并邀我作序，作为徐氏子嗣第四代传人，我既欣慰又倍感荣幸。

本流派肇始于徐杏圃，奠基于徐小圃。我祖父徐小圃，被公认为近代上海中医儿科泰斗。他博览中医经典著作，精研仲景《伤寒杂病论》，融会现代医学新知，师古不泥，特色鲜明，注重扶阳，临证善用麻黄，故有"徐麻黄"之称，且虚怀若谷，借鉴同道优良学术经验而进一步完善自己。徐门弟子遍布海内外，造福大众。我父徐仲才和伯父徐伯远，幼承庭训，均师从名医祝味菊先生。我父是上海中医药大学附属龙华医院建院"八老"之一，1960年兄弟俩创建龙华医院儿科，奠基开拓，由此海派中医徐氏儿科流派代代相传，绵延至今。姜之炎教授长期与徐氏儿科其他第四代、第五代传承人合作共事，传承徐氏儿科疗法精髓，应用于临床、教育、科研，且不断创新，现结晶汇编成书，可喜可贺！

本书分上下两篇。上篇首先溯源徐氏重阳学术思想，然后总结了徐氏儿科学术特点，即推崇扶正温阳，注重配伍；精于四诊合参，分期辨证；善用运脾通络药物；治肺系病善用"麻黄"；常内外合治，巧用丸散剂等。传承人姜之炎教授在继承徐氏儿科学术思想的基础上，参阅现代儿科经典，结合临床心得，

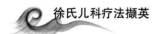
不断探索创新。例如她根据分期辨证，内外同治小儿肺炎；参考络病理论治疗儿童肺炎支原体肺炎、性早熟、胆道闭锁术后等；再如根据"徐氏儿科疗法"运脾理论，治疗儿童过敏性鼻炎、腺样体肥大、上气道咳嗽综合征；采用序贯分期法治疗哮喘，即中药（包括膏方）与冬、夏穴位敷贴相结合。下篇介绍"徐氏儿科疗法"用药特点，列举徐小圃、徐仲才等徐氏典型验案和姜之炎教授的临床医案探索，其中不仅包括传统儿科常见呼吸及消化系统疾病，也有近年因疾病谱的变化而较为多见的性早熟等病症。

此前有幸拜读全书初稿，深感作者对徐氏儿科从理论学术观点、临床诊疗技术、用药方法、医案解析等方面倾囊相授，借以启发读者学习思考，不仅对儿科临床具有实用的指导意义，同时也可作为其他各科的借鉴。作为徐氏后人，深谢作者不遗余力地挖掘前辈经验，以"继承不泥古，创新不离宗"的精神，使徐氏流派发扬光大，造福于民，激励我辈奋马扬鞭，为推动中医药事业的发展永不停息。

诚贺姜之炎教授的大作面世，诚谢姜之炎教授为徐氏中医儿科流派的发展做出杰出的贡献。

徐荟萌

2022 年 6 月

前　言

"徐氏儿科"创始人徐杏圃之嫡传哲嗣徐小圃,幼承庭训,运用伤寒方治疗小儿疾病;其子徐伯远、徐仲才克绍箕裘,其中徐仲才是上海中医药大学附属龙华医院开院"八老"之一,在先辈经验基础上开拓创新。徐氏前辈代代相传,逐渐形成了具有鲜明特色的学术思想体系,为海派中医徐氏儿科流派打下了坚实的基础。

"徐氏儿科"理论上注重阳气为本,推崇扶正温阳;诊法上精于四诊合参,分期辨证;治疗上以扶正温阳为主,善温清并用,择机而施;用药上善用运脾通络药物,治疗小儿肺系疾病喜用麻黄,用药轻灵而灵活多变。

上海中医药大学附属龙华医院儿科是上海市中医药发展办三年行动计划"徐氏儿科特色流派分基地",科室设置"徐小圃儿科学术思想研究室",在历代"龙医儿科人"的不懈努力下,在流派传承与创新方面形成了鲜明的特色。2015年,科室成功申报上海市非物质文化遗产项目——"徐氏儿科疗法",姜之炎被任命为该项目代表性传承人;2017年,上海市海派中医流派传承人才培养项目正式启动,基于该项目支持,"徐氏儿科"第四代、第五代传承人在继承的基础上,不断挖掘徐氏儿科疗法精髓,指导并应用于临床,共同撰写此书。

"撷"有摘、取的意思,徐氏儿科流派源远流长,作为后辈,我们本着恭敬、继承创新的态度,希望在前辈的学术基础上有开拓、有发扬。"撷"亦通"襭",意指本书在编写过程中,有温故知新、如获珍宝之感。全书编排,既有"传",又有"承",在前贤的理论实践基础上,我们根据目前的儿科疾病谱,融会贯通,将儿科临床的实践应用付诸文字,旨在进一步弘扬中医流派经典,创新不离本宗。

本书适用于中医儿科医师揣摩学习,也适合中医临床工作者平日阅读。若有不当之处,望大家不吝指正。

编　者

2022 年 4 月

目　　录

上　篇

下　篇

上篇

理 论 基 础

一、肇基于《内经》重阳理论

阴阳学说是《内经》最基本的理论体系，充分显示了先贤在古代哲学思想上的辩证统一，《周易》在中国历史上长期被崇奉为"群经之首，大道之源"，是中国文化经典的代表之作，呈现了自然哲学、人文哲学等思想，开创了象数思维模式与内涵，阴阳理论秉承于《周易》。乾坤二卦是《周易》中最基本的卦象，乾代表阳，坤代表阴，其中乾为主体、坤为从属。乾卦的卦辞为"元亨利贞"，此四字在《易经》卦辞中是吉、顺的象征，某卦得其一即为吉卦，而乾卦独得四元，"元、亨、利、贞"延伸到医学中，在《内经》中体现得淋漓尽致，在阳气的表达上，认为其具备多种生理功能，如主于化生、长养（阳生阴长），主于卫外（阳因而上，卫外者也），主于温养（阳气者，精则养神，柔则养筋），主于温通（血气者，喜温而恶寒，寒则涩而不能流，温则消而去之），主于固秘（凡阴阳之要，阳秘乃固）等一系列作用。

《素问·阴阳应象大论》云："阴阳者，天地之道也，万物之纲纪，变化之父母，生杀之本始，神明之府也。治病必求于本。"这里的"本"就是"阴阳"。人是阴阳对立的统一体，生命现象来源于生命体自身的矛盾运动，对于整个生物界，则认为天地万物和人都是天地阴阳二气交合的产物，阴阳二气是永恒运动的。《素问·天元纪大论》曰"在天为气，在地成形，形气相感而化生万物矣"，指出事物之形是由"气"聚合而成，"阳化气"，故气的聚合亦是阳的聚合。阳气主热、主动，有温煦、鼓舞和卫外的功能。无论在生理方面还是病理方面，阳气都起到了主导的作用。《内经》中阳气为重、阳气主卫外功能、阳气主温煦推动

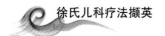

作用等重阳思想对徐氏儿科学术思想的形成产生了积极影响,尤其为其"理论上注重阳气为本,推崇扶正温阳"思想的提出奠定了理论基础。

(一)阳气为重

《素问·阴阳应象大论》云:"阳气者,若天与日,失其所则折寿而不彰,故天运当以日光明。"此句生动形象地描绘天体之所以能正常运行,且光明爽朗、万物化生,全仰赖于太阳有规律地运动并照耀,以此比喻阳气对人体的重要作用,强调阳气的重要性。《素问·生气通天论》提到"生之本,本于阴阳",人为万物中的一分子,故亦以阴阳为生命之根本。阳气运行于身,遵循太阳的运行规律,人体在中枢神经系统的调控下,维持组织器官的兴奋与抑制、合成与分解、消耗与储存等一系列生理平衡的本质,阳气的正常运转对维持这种平衡具有一定决定性,决定了人体内外环境的统一和谐,由此可见阳气在人体适应环境、维护生机中具有重要作用。

《素问·生气通天论》云"阳气者,精则养神",望而知之谓之神,在中医辨证论治的过程中,"神"的观察占据重要地位。所谓"阴平阳秘,精神乃治",阳气固密,则神不至于浮越离散。养神当遵循四时阳气的变化进行调摄,因为人体的精神活动与阳气关系密切。阳气有温养神气的功能,阳气功能正常,神得以温煦,方可神清气爽,思路清晰;反之,如果阳气亏虚,不能养神,则神气索然,精神倦怠。阳气之所以能够养神,是因其通过正常循行,能入于五脏,温养五脏。卫阳之气昼行于外,夜行于内。白天体表卫阳之气充盛,盛能胜邪,起到防御外邪的作用;夜间卫阳之气入里,营养五脏,五脏藏神,故根据阳气的循行规律,夜间阳气可起到养神的作用,也就是说,当卫阳之气充足且循行正常时,即人们顺应此规律休息、睡眠,才能使脏腑得到全面的温养,神有所养。

《内经》的重阳思想,对徐氏(徐小圃、徐仲才等)的学术思想产生了积极影响。徐小圃在行医之初,偏重"小儿纯阳,无烦益火""阳常有余,阴常不足"及"小儿热病最多"的观点,治疗以清为主。然而,因徐小圃的求诊者绝大多数为久病失治或辗转求治的危重病症患者,阳气受损、正不敌邪者居多,且其对祝味菊用温阳药治疗疑难病症的经验服膺,哲嗣仲才、伯远受业其下,故逐渐形成了治小儿病用温阳扶正法的特点。徐氏父子认识到,小儿若起居饮食不当,易为六淫、饮食所伤,发病之后,往往容易出现种种阳气受损之证,所以在医案中针对病因病机常提及"气阳式微""气阳不足"等语。徐仲才曾云"先父小圃公通过长期临床实践,强调阳气在人体中的重要性,认为'阴为体,阳为用',阳气在生理状态下是全身动力,在病理状态下是抗病主力,而在儿科尤为重要",治疗上主张小儿疾病需处处顾护阳气,善在明辨的基础上识别寒热,在临床上用辛温解表、扶正达邪、温培脾肾之阳,以及潜阳育阴等治则。

（二）卫外功能

《内经》中进一步重点论述了阳气的生理功能,即人体的卫外功能,如《素问·生气通天论》言"苍天之气,清净则志意治,顺之则阳气固,虽有贼邪,弗能害也""阳因而上,卫外者也"等。《内经》中卫气的概念,即是基于阳气的卫外功能而设,故卫气从属性上为阳。《灵枢·本脏》云"温分肉,充皮肤,肥腠理,司开合者也……卫气和则分肉解利,皮肤调柔,腠理致密矣","卫"是卫兵、保卫的意思。阳气好比人体的卫兵,它们分布在肌肤表层,负责抵制一切外邪,保卫人体的安全。若阳气卫外功能失常,则机体易感邪气,《内经》阐明了阳气卫外失常是导致外感甚至内伤疾病发生的重要原因。

除了在疾病发生的病因病机上的基本阐述,关于愈合与转归,《灵枢·顺气一日分为四时》认为,病气一般有旦慧、日中安、夕加、夜甚之的规律,显然这一规律与人体阳气的升降出入是密切关联的。《素问·生气通天论》云"故阳气者,一日而主外,平旦人气生,日中而阳气隆,日西而阳气已虚,气门乃闭",人欲祛病气外出,最重要的是要依靠自身的阳气发挥祛邪的作用。《灵枢·论痛》亦言"同时而伤,其身多热者易已,多寒者难已",当人生病时,阳气充足,则能积极抗邪于身体之外;如果阳气不足,无力抗邪,邪气内闭,则会损害脏腑。阳气的存亡对疾病预后有着扭转乾坤的作用,"可治"表示真阳恢复,邪退好转;反之则病进,真阳消亡,预后差,所谓"留一分阳气,便多一丝生机"。

徐小圃从小儿机体"肉脆、血少、气弱"的特点出发,认为小儿"阴属稚阴,阳为稚阳",又因小儿发病容易、传变迅速的特点,立论上强调阳气在人体中的重要性,认为阳气在健康状态的维持和保护过程中起着主导的作用,阳气卫外功能正常,则外邪难以入侵;如果阳气不足,则外邪,尤其是寒邪容易入侵。当人生病时,阳气充足,则能化为抗病主力,积极抗邪。因此,从疾病发病观的角度来看,固护阳气对保护身体健康有着巨大的作用,人身一团血肉之躯,全赖一团真气运于其中而立命。在药物运用上,徐氏推崇附子与其他药物的配伍应用,即附子与潜降、解表、健脾、清热、化湿、利水、泻下、收敛、滋阴、固涩等药同用,认为既可各司其职,又可相互牵制、防偏纠弊,使阴得阳助、阳得阴济,阳气得以固护,则对保护机体的健康起到积极推动的作用。

（三）温煦推动

《难经·二十二难》曰:"气主煦之。"阳气的这一功能,在人体内有着重要的生理意义。人体的体温需要阳气的温煦作用来维持;各脏腑、经络等组织器官的生理活动,需要在阳气的温煦作用下进行;血得温则行,气可化水,血和津液等液态物质,都需要在气的温煦作用下才能正常循行。《灵枢·本脏》曰"卫气者,所以温分肉,充皮肤,肥腠理,司开阖者也",可见人体的阳气与肤腠的开阖对调节体温、适应内外环境、达到阴阳平衡息息相关。

《素问·上古天真论》云:"女子七岁,肾气盛,齿更发长。二七而天癸至,任脉通,太冲脉盛,月事以时下,故有子……丈夫八岁,肾气实,发长齿更。二八,肾气盛,天癸至,精气溢泻,阴阳和,故能有子……"其中的"肾气"是指肾阳,即人之生长发育乃至衰老过程,是由于肾阳的盛衰变动而主导的结果。换言之,《内经》认识到肾气的生发是推动小儿生长发育、脏腑功能成熟的根本动力,肾气包括寓于肾中的元阴元阳,禀赋于先天并赖于后天水谷精微之气的不断充养,其自身就必须在小儿成长过程中逐渐得到充盛,而"阳气"则是根本的推动力。阳气旺盛则生命活动旺盛,小儿处于生长发育阶段,只有阳气旺盛,才能起到温煦推动作用,从而满足小儿生长发育的需求。

徐小圃认为,小儿以阳气为本,素禀不足,气阳虚弱,表卫不固者居多,所以小儿温煦推动的全身动力、抗病主力不足,并且小儿"阴为体、阳为用",若妄投寒凉,易出现种种阳气受损之证,常常提出"气阳式微""气阳不足"等词语。如在治疗小儿汗病时,主张辨证气阳不足,遵《傅青主女科》麻黄根汤方之意,方后云"若虚脱汗多手足冷,加炮姜、熟附子",附子、炮姜的温煦作用推动了全身机体的阳气,达到温阳、敛汗、固卫的作用。另外,徐小圃认为小儿后天以脾胃为本,饮食入胃,游溢精气,上输于脾;脾气散精,上归于肺,这就是脾主运化的生理功能。而脾运功能的正常,则依赖于脾阳的温煦和推动。脾阳即中阳,若脾阳不振,则运化无力;若脾阳虚衰,则后天失主。而当今小儿,嗜食寒凉生冷食物者多,滥用中西苦寒药物者众,每每克伐脾阳,使脾升胃降功能失职,酿生诸疾,所以在治疗儿童脾系疾病中,强调健运脾阳的重要性,如选用木香、丁香、砂仁、肉桂、小茴香、干姜、附子等药物。脾病每易伤肾,导致脾肾两伤,使命门火衰,故治疗上需脾肾兼顾。

二、继承《伤寒论》扶阳思想

《伤寒论》是东汉末年医学家张仲景之巨作,全书继承了《内经》的重阳思想,扶阳贯穿始终,阳气未伤者防患于未然,阳气既伤者温助阳气。狭义的伤寒是伤于寒者,寒为阴邪,易伤阳气,故《伤寒论》依照六经辨证,将伤寒病的临床表现分为"三阳病"和"三阴病"。其中太阳病临床以卫外失司、阳气怫郁为表现,采用麻黄汤类的辛温发散剂,宣展郁遏之卫阳,运行全身,宣降肺气;阳明病"胃家实",采用白虎汤类清热剂或承气汤类攻下剂,以清下实热、保存津液为原则;少阳病临床以"寒热往来"为表现,治疗选用小柴胡汤为代表的和解剂,着眼于扶助阳气,使居于半表半里之邪外达。

"伤寒三日,三阳为尽,三阴但受邪,其人反能食而不呕,此为三阴不受邪也。"可见三阳病转入三阴病的标准在于阳气的盛衰,可看出张仲景对于阳气的认识及对阳气的重视。"三阴病"较"三阳病"更注重扶阳祛邪,太阴病脾胃阳虚,选用理中汤温运脾阳;少阴病表现为肾阳虚衰、"但欲寐",以四逆汤温肾、回阳;厥阴病已到病情危重期,用大剂量四逆汤辈治疗厥逆证,温阳救逆。徐小圃、徐仲才父子对伤寒有颇深的探究功底,而《伤寒论》六经辨证及伤寒的扶阳思想对徐氏温培扶阳、温阳扶正等学术思想的形成奠定了理论基础。

（一）助阳解表

《内经》曰"辛甘发散为阳",五味中辛味独阳,张仲景善用辛味药以扶运阳气,尤其多用桂枝、麻黄、干姜等辛温药物。太阳病头痛发热、骨节疼痛、无汗而喘,用麻黄汤,方中麻黄、桂枝相须为用,桂枝既助麻黄解表,又畅行营阴,两药相合为辛温发汗的常用组合。又有"太阳中风,阳浮阴弱……啬啬恶寒,淅淅恶风,翕翕发热,鼻鸣干呕",以桂枝汤调和营卫,方中桂枝、生姜同用,有增扶卫阳的功效。肺为水之上源,以肃降为生理特点,故肺中虚冷,每以水液代谢障碍为主,内寒中肺多为寒饮所致。饮为寒邪,易伤阳气,寒饮侵肺,导致肺气升降不利,或肺气不得宣发,而出现寒咳、喘逆等症,根据"治肺不远温"理论,见心下有水气、发热而咳喘者,运用小青龙汤,方中麻黄、细辛、干姜、桂枝、芍药、五味子,是后世治疗肺部疾病常用的药对。

徐小圃、徐仲才父子将六经辨证及伤寒的扶阳思想融入自己的学术体系中,发皇古义,但又不墨守成规。徐小圃在小儿肺炎的治疗中善用麻黄,故有"徐麻黄"之称。麻黄功能开肺,徐小圃尤为赞赏,对不同炮制方法的麻黄,他临诊时也根据辨证灵活选用,无汗表实的用生麻黄,表虚有汗的用水炙麻黄,咳喘不发热的用蜜炙麻黄,事实证明效如桴鼓。针对疾病的不同阶段,他择期而施,如肺炎早期属风寒闭肺者,治予温开,方如麻黄汤、小青龙汤;病情由表入里,逐步发展,属风热闭肺者,治予清开,方如麻杏石甘汤;在外感表证阶段见寒象者,化裁运用桂枝汤,灵活运用桂枝。桂枝与羌活合用是徐氏父子治疗风寒感冒的独创组方,桂枝辛温解肌,羌活"透肌表八风之邪,利周身百节之痛",两药相辅相成。徐氏父子认为,表证阶段见寒象者,只要审证正确,运用得当,见正气旺、邪气盛、正邪相争而出现壮热的表现,均可用助阳解表法。

(二)温培扶阳

《伤寒论》中,治脾阳损伤,脾胃运化失职,水饮内生,心下逆满,气上冲胸,阳虚不能升清于上等脾阳虚诸证,以苓桂剂为代表,首推苓桂术甘汤,以温扶脾阳、化气行水见效;若脾阳虚中兼有心阳虚,见心中悸而烦,腹中急痛,喜温喜按,则用小建中汤甘温补中阳,以桂枝汤重用饴糖温中缓急;若太阴脾土阳伤而寒湿内生,见利下不止,且因脾阳伤而运化失职,升降反作,气机阻滞,浊阴不降,壅塞胃脘而致心下痞硬者,以理中汤加桂枝表里同治,方中以干姜加强温扶脾阳、散寒培本的作用。张仲景在脾系疾病中,除运用健脾药外,还用桂枝助阳化气、平冲降逆、温通经脉,用干姜温阳散寒、加强健脾药培本固元作用,用附子温煦命门、助阳补火、散寒止痛。《伤寒论》以论寒病为主,缓补多与温法并用;同时以急性病为主,寒能伤阳,救急又以姜附为主。因此,《伤寒论》的补中,多是补而寓温,如补虚建中法适用于脾胃虚寒之证。

徐小圃强调温运脾气在儿科治疗中的重要性,指出小儿机体处于不断生长发育过程中,对营养物质的需求甚于成人,故只有脾运旺健、命火充盛,才能获得充足的水谷之养以壮形体,得阳和之气以资温煦脾肾。阳气盛,则元气生生不息,既满足了不断生长发育的需要,也能达到"正气存内,邪不可干"的祛病御邪作用,治疗上应当脾肾兼顾。徐小圃治疗脾虚泄泻常以钱氏七味白术散(人参、白茯苓、白术、藿香叶、木香、甘草、葛根)加减,若出现溺清、脉软、色㿠白等伤阳症状,辨以脾不健运,津液不能上承,不可一味养阴,否则阴愈盛、阳更虚,而应及时扶阳。阳虚者加附子,中寒者加炮姜,因脾及肾者加四神丸。徐仲才临床常用《伤寒论》理中汤及四逆汤加减治疗慢性腹泻属脾肾虚寒者,并灵活运用附子。徐氏父子在继承《伤寒论》扶阳思想的基础上,用附子或肉桂等温肾,配合干姜、白术、党参、茯苓等健脾药以温肾健脾,水谷之海以壮形体,得阳和之气以资温煦脾肾。徐氏创立温培法,发皇古义,启迪后世。

(三)温阳扶正

《伤寒论》六经辨证中治病不外乎扶正与祛邪两方面,但扶正始终占着主导的地位。从人体功能而言,正气即人体五脏功能、抗邪能力和康复能力的正常运行,包括脾胃滋养全身的功能,肾中精气调节全身阴阳的能力,卫气的护卫肌表和驱邪外出的能力,经络系统调节机体平衡的生理功能等。"正气存内,邪不可干",从人与自然相适应方面而言,正气主要指人对外界环境的适应与调节能力,即五脏系统之间通过生克制约而达到的内环境平衡。若正气不足则无力退邪,而正气则有赖于阳气的推动,故若要固正,首重在于阳气的充实,阳气充则正气足。肾主藏精,主水液,为先天之本。肾阳为一身阳气之本,"五脏之阳气,非此不能发",肾能推动和激发脏腑经络的各种功能,温煦全身脏腑形体官窍。若肾阳不足，各脏腑阳气则无法得以温阳。少阴病代表方剂真武汤，方中以附子为君药，温肾阳、暖脾土、化水气；配合茯苓、白术、生姜，渗湿、健脾、温散；白芍佐助，利小便、行水气、缓急止痛，并且防止附子的温燥之性。《伤寒论》中张仲景将麻黄、桂枝、附子、干姜等药物灵活运用，启迪后世。诚如温病大家吴鞠通所言，"伤寒一书，始终以救阳气为主"。

小儿脏腑娇嫩，如肆用寒凉，妄加消导，每易伤及正气，正如名医万密斋所言"邪气未除正气伤，可怜嫩草不耐霜"。徐小圃指出儿科的"扶正"以气阳为主，喜用扶正达邪的方法，灵活运用附子。徐氏后人在徐小圃的经验基础上，整理了附子及其与其他药物的配伍方法，将温阳法进一步发扬光大，如：温解法是温阳药与解表药同用，助阳解表，扶正达邪；温培法是温阳药与健脾药同用，温肾健脾，脾肾双补；温清法是温阳药与清热药同用，温阳清热，并行不悖；温泄法是温阳药与泄浊通腑药或利尿药同用，扶正泻浊，通利二便；温化法是温阳药与化湿药同用，温阳祛湿，通权达变；温和法是温阳药与疏肝理气药同用，扶正理脏，调畅情志；温滋法是温阳药与补血滋阴药同用，潜阳育阴，阴阳双补；温固法是温阳药与固涩药同用，温阳扶正，固涩二便。附子的应用及配伍，不拘泥寒暑，根据辨证，见一证便用（神疲乏力、体软、面色白、畏寒、四肢清冷、不欲饮、溲清长；或舌光而不欲饮，或口干不欲饮；脉细或濡细，或沉迟，或虚数）。附子不仅能去表里沉寒，还能引火归原，制伏虚火；与补气药同用，可追复散失之元阳；与补血药同用，能救阴；与发表药同用，能开腠理；与利湿药同用，能化水湿；与清热药同用，可泻火、调阴阳。在儿科危急重症，如肺炎心衰、麻疹并发肺炎等疾病，徐氏取附子温阳扶正之力，并辅以黑锡丹、益智仁、补骨脂、巴戟天、淫羊藿等，达到温培脾肾、回阳救逆的效果。

三、发扬陈文中温补学说

我国现存第一部儿科专著《颅囟经》提出："凡孩子三岁以下呼为纯阳，元气未散。"众所周知，钱乙是儿科大家，他善用苦寒攻克法祛邪，滋肾益阴法扶元。后世陈文中不拘泥前辈医家所论，经多年临床实践提出了"元阳为本，亟当固养"的学术观点，儿科温补学派就起源于这位南宋著名医家。陈文中温补学说为徐小圃、徐仲才将温补法广泛用于多种小儿病证及疾病的不同阶段奠定了理论基础,对后世的温补治法产生了重要影响。

（一）固护元阳,补养脾胃

《小儿病源方论·惊风》中云:"夫小儿脏腑娇嫩,皮骨软弱,血气未平,精神未定,言语未正,经络如丝,脉息如毫。"《小儿病源方论·养子真诀》云:"小儿一周之内皮毛、肌肉、筋骨、髓脑、五脏六腑、荣卫气血皆未坚固,譬如草木茸芽之状,未经寒暑,娇嫩软弱。"均强调了小儿脏腑娇嫩、发育尚未完善、年龄愈小则阳气愈加不足的体质特点,因此应当注重调护摄养,使其元气充盛,方能顺利长养。陈文中所在的南宋时期,战火纷乱,时疫不断。针对当时治病常投寒凉攻下、金石峻厉之剂的弊端,他指出儿科病并非仅是热邪所为,反以伤阳居多,并结合小儿病理特点,力倡阳气虚损的观点,提出了儿童易见阳气不足的证候。陈文中认为,小儿生长发育是一个连续不断的生理过程,"若脾胃全固,则津液通行,气血流转,使表里冲和,一身康健",故临证宜固护元阳、补养脾胃。陈文中在其"养儿十法"中强调:背暖,防肺经受寒;肚暖,冷则不消谷;足暖,防寒从下起;脾胃要温,盖脾胃属土而恶湿冷,过用表解宣利,或以凉药镇心,致脾土虚弱,肝木盛冷,徒伤真气。这些都是固护脾肾、防止阳气受伐的具体措施,对后世小儿养护及注意温补调摄有指导意义。

徐小圃、徐仲才父子承袭了陈文中"小儿元阳为本"的理论,推究小儿"肉脆、血少、气弱"的特点,认为儿童属稚阴稚阳之体,而非"纯阳之体";父母脏器的元气充足与否直接影响小儿的生长发育;小儿气血未充,腠理不密,脏腑娇嫩,易虚易实。对于小儿正气,应当时时维护,不肆用寒凉,以免伤败脾胃。其中徐小圃临床自拟崇土化浊汤(茅术、白术、厚朴、砂仁、陈皮、木香、茵陈、当归、赤苓、车前子、萆薢)、姜桂黄土汤(炮姜、肉桂、灶心土)、培元益气散(肉桂、细糠)等方剂,均是固护脾肾、防止阳气受损思想的体现。

（二）温托培元,托毒外泄

陈文中开创了儿科的温补治法,其所撰的《陈氏小儿病源·痘疹方论》为儿科温阳学派的开山之作,书中力倡补养脾胃、固护元阳,治疗痘疹用温补治法。书中记载,若小儿痘疹"首尾平和,自有勿药之喜,盖其肠胃软弱,易为虚实,故必不得已,折其太过,益其不足可也",辨证时应注意证属邪盛正衰、病毒内陷,认为此时给予温托培元、扶助正气可使内邪托毒外泄。临诊他常用参芪内托散(人参、炙黄芪、当归、川芎、姜厚朴、防风、炒桔梗、白芷、官桂、紫草、木香、甘草)、木香散(丁香、木香、当归、肉豆蔻仁、甘草、附子、赤石脂、藿香叶、诃子皮)、异功散(人参、茯苓、白术、甘草、陈皮)等方,值得临床借鉴。

在治疗痘疹方面,徐小圃、徐仲才父子沿袭了陈文中扶正祛邪的思想,认为麻疹虽有因热致邪陷者,但临床上气阳式微致邪难透达者亦多,故以温阳扶正与宣透并用之法治疗,同时也运用了温潜之法,如麻疹表现疹不透达,且正气不足、气阳式微,见气喘汗出不温之症,喜用黑锡丹加附子,以达温肾纳气、发中有补的功效。对痘疹重症,出现动风者,治以潜阳息风之法,也是麻疮治疗中的一大特点。

(三)治疗杂病,顾护阳气

对于惊风一疾,陈文中主张寒热分治,认为"慢惊属阴,属脏,当治以温",以补脾益真汤(木香、当归、人参、黄芪、丁香、诃子肉、陈皮、姜厚朴、炙甘草、煨豆蔻、草果、茯苓、白术、官桂、姜半夏、炮附子、全蝎)治疗小儿胎禀怯弱,外实里虚,因呕吐乳奶、粪便青色而成慢惊风者。临床上对于暴泻、久泻之后出现的慢惊风,运用温壮元气法治疗。用药上,不避药物温补燥涩之性,配伍加减得当,如应用加减八味丸,于大队滋阴补肾之品中伍肉桂一味,以鼓舞阳气;如应用香砂六君,往往与丁香、肉桂、附子、生姜等同伍,可见其宗"无阳则阴无以生"之意,拓展了寒凉派钱乙的用药治法。陈文中以温养阳气独树一帜,开宗立派,有力地推动了儿科学术的发展;注重小儿生理上阳气不足和病理上易虚易寒的特点,在小儿时病和杂病的治疗中,时时顾护阳气,认为"药性既温则固养元阳";将温补法广泛用于多种病证及疾病的不同阶段,形成了鲜明的学术特色,对后世的温补治法产生了重要影响。

徐小圃、徐仲才父子临证善用温法,且最喜温潜而固元,将附子与磁石、龙齿、龙骨、牡蛎等潜降药同用,以温肾潜阳,使阴平阳秘。徐仲才指出,温潜的配伍方法,一则可以抑制附子的不良反应,二则可使阳气秘藏。因肾主藏精,主水液,为先天之本,"五脏之阳气,非此不能发",故可起到"少火生气"之效。

徐小圃创立的温下清上汤(附子、黄连、龙齿、磁石、蛤粉、西洋参、补骨脂、覆盆子、菟丝子、桑螵蛸、白莲须等药味合缩泉丸),方中附子、龙齿、磁石合用,潜阳纳气,宁心安神;合蛤粉、白莲须、西洋参,清热、生津、解毒,重在清解,并能监制附子辛温之性。全方并非一味温补,而是重在补火生土、寒热并用,运用药物的相互作用,达到相须相使且监制的目的,是阴阳对立制约、互根互用关系的体现。

学 术 精 粹

一、徐小圃学术特点

(一)理论上注重阳气为本,推崇扶正温阳

儿科专著《颅囟经》中提出:"凡孩子三岁以下,呼为纯阳。"徐小圃、徐仲才认为所谓"纯阳之体",是指小儿脏腑娇嫩,形气未充,在生长发育过程中具有"生机蓬勃,发育迅速"的生理特点,故小儿是以阳气为本。一旦护理失宜,寒暖失调,则外易为六淫所侵,内易为饮食所伤,发病之后,往往容易出现种种阳气受损之症。而阴为体,阳为用,阳气在生理状态下是全身动力,在病理状态下又是抗病主力,此在儿科尤为重要。因此,治小儿疾病必须时时顾护阳气。徐小圃、徐仲才推崇陈复正"圣人则扶阳抑阴"之论,医案中常有"气阳不足""气阳式微""阳虚湿盛"等语,对此等病证,治疗采用扶阳温肾之法。

《内经》曰:"阳气者若天与日,失其所则折寿而不彰。"徐小圃、徐仲才特别强调"阳气"在人体生命中的重要作用,认为扶阳是扶正最重要的手段,医家当以保护阳气为本。徐小圃、徐仲才认为"抗力之消长,阳气实主持之,阳气者,抗力之枢纽也",而"阴不可盛,以平为度;阳不患多,其要在秘",其重阳、扶阳思想具体表现在善用附子、桂枝等温热药。

徐小圃、徐仲才根据冯楚瞻"邪凑之实,必乘正气之虚,若不顾正气之虚,惟逐邪气之实,其有不败者几希"之语,主张治小儿疾患以维护正气为第一要着;认为冯氏所云"但使营卫和平而常行,则客邪不攻而自散。使正气自行逐贼,则邪气退而正气安然,如浮云一过,天日昭明"诚精辟之论;并指出儿科扶正当以阳气为主,外感病扶正达邪重在益阳解表。

（二）诊治上精于四诊合参，分期辨证

儿科古称哑科，徐小圃在审证察色方面一丝不苟。他不仅在望闻问切的具体应用上有独特的心得，并且很早就能运用多种现代医学物理检查方法，因而形成了徐氏儿科在辨证上的特色。

徐小圃善于望诊，尤其是患儿的精神、面色、舌象；重视切诊，患儿的囟门大小、肌肤的温度及脉象；在闻诊方面，善于从啼声的扬抑、咳声的清浊等来辨证识病；仔细询问家长患儿的症状表现及行为举止，四诊合参，探讨病机，立法用药，判断预后。

徐小圃治疗疾病注重分期辨证，对小儿肺炎喘嗽，他强调早期属肺气郁闭，治疗当以开肺化痰为首务，而不拘于发病日数，后期应以健脾为重，重用白术。当时的传染病天花按病情发展，分为发热、见点、起胀、灌浆、收靥、落痂六个阶段。徐小圃在发热、见点阶段，一般以疏表解毒法为主，使痘易透，方用《幼科直言》松肌透表汤加减。起胀、灌浆阶段一般有实证、虚证之分，实证以泻火解毒为主，使毒邪有制，方用《医宗金鉴》加味归宗汤加减；虚证以温补托毒为主，使痘浆易成，方用《证治准绳》千金内托散加减。收靥、落痂阶段，一般以培元化毒为主，以助痘靥成痂，方用《证治准绳》回浆散加减。

（三）治疗上扶正温阳为主，又善温清并用，择机而施

徐小圃诊治小儿疾病以扶正温阳为主，但也推崇"小儿纯阳，无烦益火""阳常有余，阴常不足"的理论；治小儿热病，以"清"为主，但病程中出现"气阳不足""气阳式微"等现象，即用扶正温阳法，使用"温清"两法，游刃有余。

他认为小儿肺炎早期应开闭，以清为主，一旦出现面色灰滞、精神困倦、四肢不温、多汗、脉细无力等症，此为素禀阳气不足或病变损及心阳，即所谓"阳虚肺闭"，在辛开剂中加用附子温振阳气，扶正祛邪；治疗麻疹不泥古训之概用清凉，而是针对风寒束肺和阳虚变证的不同，分别选用解肌透疹和温阳扶正之剂。"清上温下方"治疗小儿暑热症是徐小圃温清并用所创制的经典方剂。

（四）治疗肺系疾病，常用"麻黄"

徐小圃在小儿肺炎的治疗中善用麻黄，故此有"徐麻黄"之称。属风寒闭

肺者,治予温开,方如麻黄汤、小青龙汤;属风热闭肺者,治予清开,方如麻杏石甘汤。其中,麻黄功能开肺,徐小圃尤为常用,对不同炮制方法的麻黄,他临诊应用时也根据辨证灵活选用:无汗表实的用生麻黄,表虚有汗的用水炙麻黄,咳喘不发热的用蜜炙麻黄,事实证明效如桴鼓。

(五)运脾培土,变通以治

小儿脾胃弱,藩篱疏,加之现代饮食喂养方法不当,饮食的过量与不足,或突然改变饮食品种,盲目增加过多的营养物质,超过正常的脾胃耐受能力,就会影响和导致脾失运化,从而发生种种脾胃病变,亦可导致脾虚不能健运,故治疗上应当运脾健脾、脾胃兼顾。基于此,徐小圃往往以运脾健脾、培土扶元为治疗小儿脾系疾病的一大法则。治疗慢性咳嗽,他提出"久咳不愈,必须治脾,重用白术"的运脾理念;对泄泻病证,喜合用茅术、厚朴、半夏、陈皮以燥湿运脾、行气导滞,补中有消、消补兼施;吐泻交作、疳证等病证中,每用钱氏七味白术散(人参、茯苓、白术、甘草、木香、藿香、葛根)化裁,以治脾胃久虚之证。徐小圃治疗脾胃病,多用白术、茅术,白术具有健脾益气、燥湿利水、止汗安胎的功效,茅术即为我们常用的苍术,具有燥湿健脾、祛风散寒、明目的功效,两药与枳实、厚朴、薏苡仁、炒扁豆等药物合用,可起到消补共治的作用,是运脾培土的要方。

(六)治疗手段内外合治,巧用丸剂、散剂

徐小圃除内服汤药外,还善用外治法辅助治疗疾病。自拟辛散透疹的麻疹熏洗方,治疗疹出不畅或隐而不透的麻疹患儿;对于天花合并手臂疼痛者,自创外敷天花手臂结毒方,以外敷缓解症状;巧用"黑锡丹""紫雪丹"治疗儿童危急重症。内外合治,提高疗效。

二、徐仲才学术特点

徐仲才通过长期临床实践,融会贯通了徐小圃、祝味菊医疗经验之长,在儿科逐渐形成了自己特有的扶阳益肾医疗理论体系,使徐氏儿科的扶阳理论得到进一步的继承和发扬。

（一）阳气若红日，当以日光明

明代张景岳说："天之大宝，只此一丸红日；人之大宝，只此一息真阳。"徐仲才非常重视阳气对人体的作用。在总结前辈徐小圃、祝味菊医疗经验的基础上，反复阐明了小儿以阳气为主的特点。然徐仲才在临证时固以扶阳为重，但又不是"唯阳气论者"，在一定条件下又相继应用潜阳育阴等法，使"阴平阳秘"，正复邪却，也是"阴为体，阳为用"理论在医疗实践中具体应用的体现。

（二）谙附子之性，尽附子之用

徐仲才在运用温热药经验的基础上，反复强调"阴为体，阳为用。阳气在生理情况下是生命动力，在病理情况下又是抗病主力"。历代医家多有"扶阳抑阴"之说，其中张景岳评价附子一药，颇多精辟之语，徐仲才尤为推崇。在附子的配伍方面，他主张附子或与重镇药，或与清热泻火药，或与甘寒养阴药同用，既各行其道，又相互监制，使阴得阳助、阳得阴扶，从而拓展了附子的应用范围。例如，用附子配伍龙骨、牡蛎，能安神敛汗，治疗小儿虚汗、盗汗，可谓另辟蹊径。

徐仲才将附子温阳法发扬光大，创立附子合温肺化饮法、附子合温阳收涩法、附子合调和营卫法等七种附子配伍法则。对于附子的毒性，提出附子经过严格的炮制，特别是给予先煎、久煎之后，不仅毒性大部分已被破坏，而且治疗作用被保留下来。此外，使用附子不拘寒暑，应依据辨证，该用就用，所谓"有故无殒"也。附子不仅能去表里沉寒，还能制伏虚火、引火归元，其与补气药同用，可追复散失之元阳；与补血药同用，能够救阴；与发表药同用，能开腠理；与利湿药同用，则化水湿；与清热药同用，可泻火、调阴阳。

（三）治小儿咳喘，灵活应用麻黄

徐仲才在临证中亦推崇麻黄的应用，灵活应用小青龙汤，指出麻黄是宣肺平喘主药，不要拘于"麻黄不过钱"的说法，可适当增加剂量，力克病邪。麻黄有生炙两种，生者发散力大，宜先煎去沫；水炙则表散力缓，若无须表散，则用蜜炙。生麻黄一般用4.5～9 g，炙麻黄一般用6～9 g。在小儿哮喘病中，病变较为迅速，兼之体质多见虚弱，"无粮之师，利在速战"，可根据病情需要，不失

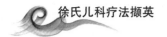

时机地重用、多用麻黄,以宣肺平喘,达到治病祛邪的目的。

（四）咳喘气逆,善用细辛、干姜、五味子

以细辛、干姜、五味子三药配合,用治寒饮射肺之咳喘气逆,屡见于《伤寒论》与《金匮要略》。真武汤的加减法中有"若咳者,加五味子、细辛、干姜"之文。成无己云:"气逆咳者,五味子之酸,以收逆气;水寒相搏则咳,细辛、干姜之辛,以散水寒。"徐仲才继承前人经验,以此三味与诸方合用,灵活机变而效益彰。另外,《伤寒论》中亦有"通络"思想,遣方用药往往多用辛味药物相互配伍,取辛味通络之意,如《注解伤寒论》曰"细辛、干姜之辛,以散水寒",《医学读书记》曰"干姜之辛,能散其结"。徐仲才以此三味药同用,宣肺气、通肺络,又散中寓敛,具有相济缓咳的功效。

三、徐伯远学术特点

徐伯远是徐小圃的长子,19世纪60年代曾任上海中医药大学附属龙华医院儿科主任。

（一）以人为本,注重望诊

徐伯远为人忠厚淳朴,性格内向,不善言辞,临床上遵循其父徐小圃诊治儿童疾病的四个基本功,即看得准、听得清、问得明、摸得细,重视望诊,特别注重儿童面诊和舌诊。

（二）重视扶阳,不忘阴阳互根

徐伯远师从其父徐小圃和四川名中医祝味菊先生,熟读《内经》《伤寒论》,强调阳气在人体中的作用,临证重视扶阳,常用温药。用麻黄治疗小儿咳喘,他说"麻黄是治咳良药,是治喘主药",临证时对咳嗽频作、干咳少痰、咯痰不畅或伴喘鸣者必用之;对咳喘重者用生麻黄,对表邪未净而咳喘者用水炙麻黄,若咳喘无表证者用蜜炙麻黄。徐伯远也善用性温羌活,用羌活配桂枝,以祛风解肌散寒;对外感风热,用羌活配板蓝根、蒲公英。羌活虽辛温之品,但与辛凉之品联用,有利于外邪透发。徐伯远认为,温肾扶阳要见微知著,不失时宜,当机立断。他应用附子的指征是：神疲乏力，畏寒肢冷，面色苍白，口不欲饮，溲清长，脉细或濡细。然上述诸症，不必条条具备，既有所见，就大胆应用。典型阳虚患者，当用附子，则必用之；阳虚轻症，若无禁忌，也可用；虚实夹杂者，应用附子须适当配伍。

（三）用药少而精，中病即止

每方中药仅 5～7 味药，绝少超过 9 味，但药量相对较大。这说明徐伯远临证经验丰富，辨证正确，用药能掌握重点，有的放矢。徐伯远处方用药，急性病一般 3 日左右，重症 1～2 日，嘱病家及时随访，必须依据病情适时更换药物或者调整剂量，特别在应用有小毒的药物（如附子、细辛、苍耳子等）时，更是十分谨慎，叮嘱患者注意事项。

（四）治疗疳证，注重化积

疳证又名疳积，"积"字从字面上看是食积，一般治积用攻法，但徐伯远认为疳证起病缓慢且缠绵时月，患儿已属脾虚或脾肾两虚，故不宜多用克伐之品，治疗当以扶持脾胃为主，常用六君子汤合保和丸加减。

四、姜之炎传承心得

（一）总结提炼小儿肺炎分期辨证、内外合治治疗方案

在多年临床研究和反复验证的基础上，姜之炎秉以中医辨证论治的治疗原则，遵循"外治之理即内治之理，外治之药亦即内治之药"，总结了一套分期辨证、内外合治治疗小儿肺炎的中医综合方案，将肺炎喘嗽分为急性期和恢复期，急性期又分为风热闭肺证和痰热闭肺证，恢复期又分为痰瘀互阻证、脾虚痰蕴证和气阴两虚证。在中药内服的基础上，配合穴位敷贴，内外合治综合治疗小儿肺炎。

急性期风热闭肺证，治以辛凉宣肺、止咳化痰之法，方用清肺汤。清肺汤中桑叶清透肺络之热，菊花清散上焦风热；杏仁苦温，配伍桑叶、菊花，能散风热，宣肺止咳；桑白皮与鱼腥草同用，能清肺化痰止咳；据《本草纲目》记载，前胡可清肺热，化痰热，散风邪；紫菀性温，味辛、苦，辛能入肺，苦能降气；全方共

奏辛凉宣肺、止咳化痰之功。痰热闭肺证治以泻肺降气、定喘涤痰,方用清肺涤痰汤,由麻杏石甘汤合苏葶丸加减化裁而成。麻杏石甘汤出自《伤寒论》,清宣降三法俱备,能达到辛凉宣泄、清肺平喘的功效。苏葶丸出自《医宗金鉴》,有泻肺定喘之功,方中桃仁味苦甘而性平,善活血祛瘀、止咳平喘;天竺黄味甘苦,性微寒,清热豁痰效佳;瓜蒌子寒甘清润,化痰泻热,为治热痰之要药;全方共奏泻肺降气、定喘涤痰之效。

恢复期以痰瘀互阻证、脾虚痰蕴证和气阴两虚证为主。痰瘀互阻证治以益气祛瘀、通络化痰之法,方用祛瘀化痰汤加减。方中以二陈汤打基础,益气化痰;桃仁、地龙、矮地茶三药合用,活血祛瘀通络,共为臣药;浙贝母、姜竹茹清热化痰,共为佐药;诸药合用,共奏益气祛瘀、通络化痰之功。脾虚痰蕴证治以益气扶正、健脾化痰之法,方用扶正化痰汤加减,此方在六君子汤方的基础上加减而成。六君子汤出自《医学正传》,能健脾补气、和中化痰。方中黄芪为补气要药,性味甘、微温,归脾肺二经,有健脾补中益气之功,为君药;白术健脾益气,半夏健脾燥湿,茯苓、陈皮健脾利湿,共为臣药;佐以款冬、海浮石化痰止咳;全方共奏益气扶正、健脾化痰之效。气阴两虚证治以益气养阴、润肺化痰之法,方用养阴化痰汤加减。本方沙参性微寒,味甘、微苦,能养阴清肺,太子参味甘、微苦,性平,有补益脾肺、益气生津功效,二药配伍能益气养阴,共为君药;麦冬润肺养阴,玉竹甘平,养阴润燥,共为臣药;枇杷叶味苦,性微寒,能清肺、止咳化痰,川贝润肺、止咳化痰,五味子敛肺止咳生津,共为佐药;全方共达益气养阴、润肺化痰之效。

穴位敷贴是以中医经络学说为理论依据,通过经络传导、皮肤透入,使药气入穴循经,直达病所,从而达到内病外治的目的。急性期敷贴天突、大椎穴。大椎属督脉经穴,为“诸阳之会”,主治咳嗽、气喘、感冒等疾病,有宣散外邪的作用,敷贴大椎穴可缓解支气管痉挛,阻断炎症介质释放,减轻气道炎症反应;天突穴能通利气道,宣肺降气化痰,止咳平喘,利咽开音。恢复期敷贴膻中、神阙穴。膻中与肺脏相邻,主一身之气,具有调理人体气机、宽胸理气、活血通络、清肺化痰的功效;神阙穴乃五脏六腑之本、元气收藏之根,能司管人体诸经百脉,调整阴阳平衡,调和气血。

2008年3月至2011年5月,在上海市卫生局“小儿肺炎专病(2008YSZB001)”

建设项目的支持下,通过开展随机、对照、多中心研究,进一步证实该方案的临床疗效。研究对象来自上海中医药大学附属龙华医院儿科、上海市嘉定区中医院儿科及上海市奉贤区中医院儿科符合肺炎诊断的住院患儿 300 例,随机分为中医内外合治组(100 例)、中医内治组(100 例)和对照组(100 例)。中医内外合治组予西医基础治疗,中医辨证施治内服及中成药静滴、"小儿敷贴粉"敷贴及穴位微波。中医内治组予西医基础治疗,中医辨证施治内服及中成药静滴。对照组予西医基础治疗。中医辨证急性期分为风热闭肺证、痰热闭肺证,恢复期则分为痰瘀互阻证、脾虚痰蕴证、气阴两虚证。急性期敷贴天突、大椎穴,恢复期敷贴膻中、神阙穴。结果显示,中医内外合治组在治疗发热、咳嗽、痰壅的起效时间及肺部啰音消失时间方面均明显短于其他两组,对患儿咽部、面色、出汗、食欲、大便的改善程度也优于其他两组。中医内外合治组的总有效率为 100%,急性期愈显率为 95%,恢复期愈显率为 78%;中医内治组分别为 90%、82% 和 54%;对照组分别为 81%、74% 和 27%,可见中医内外合治组的疗效最为显著。

(二)强调络病理论在小儿常见病中的应用

络病之说滥觞于《内经》,发展于仲景,至清代叶天士提出络病理论"凡人脏腑之外,必有脉络拘拌,络中乃聚血之地"。络脉具有沟通表里上下、联系脏腑器官、通行气血、濡养脏腑、感应传导及调节人体各部分功能等生理功能,是经脉气血营养脏腑组织的桥梁。络脉具有"双向流动""满溢渗注"的特点,有血络、气络之分。血络行血,属阴,循行分布于内;气络行气,属阳,循行分布于外。张介宾云"血脉在中,气络在外",血络以行营血为主,濡养本脏,化生神气;气络以行气津为主,温养机体,感传信息。血络结则营血瘀阻,气络结则气津凝滞。对外邪侵入人体后发生的病理变化,在《内经》中即提到外邪先犯肌表阳络,进一步伤及经脉,再深入脏腑阴络。从《伤寒论》所创六经辨证,汲取经脉之说,把外邪侵入人体后的热性病分为太阳病、少阳病、阳明病等。清代温病学家叶天士创立外感温热病之卫气营血辨证系统,在《温热经纬·叶香岩外感温热》中指出"温邪上受,首先犯肺,逆传心包",提出了与《伤寒论》截然不同的外邪侵入途径,即伤寒先犯肌肤阳络,温邪则直袭肺络,并以络脉为传变途径。

辛味属于中药五味之一,辛味药主要归肝、脾、肺、胃经,其性大多温热,气芳香,具有"能散、能行"等功效。《素问·脏气法时论》记"辛散,酸收,甘缓……",可解表邪、散里寒、散结滞,《内经》云"肾苦燥,急食辛以润之,开腠理,致津液,通气也"。张仲景在充分汲取《内经》《难经》理论的基础上,提出"经络受邪,入脏腑,为内所因也",认为经络受邪可以传入脏腑,重视"经络"在内伤杂病发生和传变中的作用。他在《伤寒杂病论》中提到"四肢九窍,血脉相传,壅塞不通,为外皮肤所中也","不通"是经络受邪的本质原因,所以临床上要以"通"法为治疗中心。

姜之炎汲取了前贤络病学说理论,并将辛味通络法发扬光大,运用于小儿各疾病中,并进一步认为,气络(阳络)以经气环流为主要功能,类似现代医学神经内分泌免疫网络之信息传导、免疫防御功能;血络(阴络)之气血流注、津血互换、濡养脏腑的功能,与现代医学微循环、营养代谢功能类似。故此,人体之气络、血络形成一个集神经内分泌免疫和微循环、营养代谢相互交通、交互影响的网络。

1. 络病理论在小儿肺炎支原体肺炎中的应用

肺炎支原体肺炎是小儿肺炎的治疗热点及难点,姜之炎将络病理论应用于该病的治疗。小儿形气未充,肺脏娇嫩,卫外不固,而肺炎支原体具有较强的传染性、流行性,系温热火毒疫病之邪,邪势迅猛,自鼻窍而入,循气道直侵肺络,易致肺之气络、血络壅滞,肺失宣降而发病。《温热论·温热舌苔辨证》云:"外热一陷,里络就闭。"热毒滞络,肺卫郁闭,气络不畅,加之邪热熏蒸,炼液成痰,阻于气道,则发为高热、咳嗽、气促、痰壅等小儿支原体肺炎常见症状。同时,脾为生痰之源,肺为贮痰之器。小儿肺、脾常不足,加之病后肺气耗损,脾失健运,络气郁滞,则水湿不化,固着不去,或滞于络中,或聚于络外,酿成痰湿,阻于肺络。另一方面,邪阻肺络,气血运行不畅,血停脉中,易凝成瘀;温热之邪内蕴,又易使营血瘀滞、炼血成瘀,进而使"血主濡之"功能受损,导致营养代谢障碍,正气不复,外邪难祛。唐容川在《血证论》中指出:"痰亦可化为瘀……血积既久,亦能化为痰水。"痰湿内阻,水饮停滞,气机不畅,可影响血液运行而致血瘀;反之,如血瘀日久,气机不行,亦可加重津液输布代谢障碍,易生痰饮之邪。痰瘀互结,又可作为继发性致病因素而使支原体肺炎迁延难愈、反复发作。

综上,姜之炎认为,小儿肺炎支原体肺炎之中医病机实质在于"肺络痹阻"。初因温热邪毒入络,肺中络气郁闭,血行迟滞,络脉失养,痰瘀互结阻于络中。"至虚之处,乃容邪之所",络越虚则邪越滞,渐成虚实夹杂之候,此亦为小儿支原体肺炎迁延难愈,甚或进展为间质性肺炎、发生肺纤维化的内因。因此,治疗小儿肺炎支原体肺炎以"通肺络"作为大法,根据发病不同的阶段,分别采取清肺通络、豁痰通络、扶正通络法。

清肺通络法适用于风热闭肺型肺炎支原体肺炎,临床表现为发热、咳嗽、气急、喉中有痰或咯吐黄白痰、流涕、口干、便秘、小便短少、面色红赤、咽红、舌红、苔薄白或黄、脉滑数,指纹紫滞。肺炎支原体等邪毒从口鼻而入,侵犯肺卫,致肺气失宣,宣降失司,清肃之令不行。肺为水之上源,肺气不利,水液停聚,化生为痰,阻于气道;肺朝百脉,气机不利,血行缓慢,导致瘀血阻于肺络。治宜清肺化痰通络,自拟清肺通络方。方以桑白皮泻肺平喘、利水消肿,地骨皮凉血除蒸、清肺降火,共为君药;桃仁活血润肠,矮地茶化痰止咳、活血利湿,地龙清热、平喘、通络、利尿,三药合用,具活血化瘀通络之效,又可助君药降气平喘,故共为臣药;杏仁苦温宣肺,苏子降气消痰,葶苈子泻肺平喘、利水消肿,共为佐药;甘草祛痰止咳、调和诸药,为使药。诸药相合,清肺化痰并用,使毒热郁闭的肺之气络得通;活血通络并举,使瘀滞的肺之血络得活,肺宣肃如常,则咳喘自平。

豁痰通络法适用于痰热闭肺型支原体肺炎,临床表现为发热、烦躁不安、咳嗽、气急喘促、鼻翼煽动、喉间痰鸣、面赤口渴、胸闷胀满、泛吐痰涎,甚则口唇青紫,舌质红、苔黄、脉弦滑。支原体邪毒自口鼻而入,邪热亢盛,闭阻于肺,化热灼津,肺津凝聚,熬炼成痰,痰热壅阻于肺。肺本为娇脏,加之小儿脏腑娇嫩,肺络更易为邪热所伤,致肺之气血受损。气为血之帅,气行则血行,气滞则血滞,气机失常则痰瘀阻塞肺络。治宜清热豁痰通络,自拟豁痰通络方。方以麻黄、石膏为君,仿《伤寒论》之麻杏石甘汤,具开肺平喘、清泻肺热之功。郁金、薤白、全瓜蒌、胆南星共为臣药,具开闭豁痰、利气通络之效;其中,郁金性凉,行气解郁,开肺金之郁,薤白性温,通阳下气、宽胸散结,两药合用,一温一清,具有宣通肺络、清化痰热之功,胆南星豁痰散结,全瓜蒌行气宽胸散结,使痰消气顺,有助于恢复肺络气血运行。桃仁、杏仁、白附子、磁石共为佐药。其中,桃仁活血通络、化痰平喘,杏仁止咳化痰、下气开痹,白附子祛风痰、通经络,磁石纳气定喘;诸药相合,加强臣药化痰通络、止咳平喘之功。甘草为使药,可清热解毒、止咳化痰、调和诸药。

扶正通络法适用于缓解期气阴两虚型支原体肺炎,临床表现为反复咳嗽、干咳或喉中痰鸣难于咯出、体弱易感冒,舌淡红、苔薄白,脉细。肺炎支原体感染易耗气伤津,在恢复期,余邪留恋,肺络仍有痰瘀存留。此外,肺气耗损,气虚推动无力,痰不得清,瘀难得化,导致症情反复、迁延难愈。治宜益气养阴、活血通络,自拟扶正通络方。方以黄芪、太子参为君药,益气养阴、补肺生津;茯苓、半夏、陈皮为臣药,燥湿理气、化痰通络;丹参、桃仁、天竺黄、丝瓜络为佐药。其中,丹参、桃仁养血活血、祛瘀通络,天竺黄豁痰利窍,与半夏相伍,一清一燥,清热除湿、化痰通络,丝瓜络通经络、和血脉、化痰顺气;炙甘草益气润肺,调和诸药。

2013 年 1 月至 2014 年 12 月,在国家中医药管理局国家中医临床研究基地业务建设科研专项课题"中医药治疗小儿支原体肺炎疗效评价研究(JDZX2012103)"支持下,通过开展小儿支原体肺炎的临床疗效评价研究,证实"通肺络"在小儿支原体肺炎治疗中的有效性和安全性。研究对象来自上海中医药大学附属龙华医院儿科、辽宁中医药大学附属医院儿科、广西中医药大学第一附属医院儿科、广州中医药大学第一附属医院儿科和山西中医学院附属医院儿科,共 400 例。按照治疗方案的不同,自然形成西医组(90 例)和中西医结合组(310 例)。西医组采用阿奇霉素基础治疗 5 天;中西医结合组在基础治疗的同时,结合中药(清肺通络汤、豁痰通络汤)内服联合外治(细芥敷贴粉)方案。结果显示,治疗结束时,西医组的痊愈率为 18.9%,显效率为 78.9%,有效率为 100%;中西医结合组的痊愈率 31.9%,显效率 76.8%,有效率为 100%,显著优于西医组。

2014 年 10 月至 2017 年 9 月,在上海市科学技术委员会科研计划项目"清肺通络汤治疗儿童肺炎支原体肺炎疗效评价(14401930300)"支持下,通过小样本随机平行对照临床研究,对清肺通络汤治疗小儿肺炎支原体肺炎进行临床疗效评价。研究对象来自上海中医药大学附属龙华医院儿科病房符合诊断标准的肺炎支原体肺炎患儿 120 例,按照治疗方案不同,随机分为治疗组和对照组,每组各 60 例。对照组采用阿奇霉素序贯疗法;治疗组采用阿奇霉素单程疗法的同时,内服清肺通络汤。结果显示,清肺通络汤可改善患儿肺功能,同时对患儿出现的免疫、凝血功能紊乱具有一定的干预作用。治疗结束时,治疗组愈显率为 89.47%,显著优于对照组(76.78%)。

2014 年 11 月至 2017 年 10 月,在浦东新区卫生和计划生育委员会中医学科人才项目"豁痰通络方治疗儿童痰热闭肺型支原体肺炎临床疗效评价(PDZYXK - 3 - 2014019)"支持下,通过开展临床研究,评价豁痰通络方治疗儿童痰热闭肺型肺炎支原体肺炎的临床疗效。研究对象来自上海中医药大学附属龙华医院儿科痰热闭肺型肺炎支原体肺炎患儿 60 例。根据治疗方案不同,随机分为西医组和中西医结合组,每组各 30 例。西医组采用阿奇霉素序贯治疗;中西医结合组在基础治疗的同时,内服豁痰通络方。结果显示,中西医结合组的愈显率为 86.67%,显著优于对照组(73.33%)。

2. 络病理论在小儿性早熟中的应用

现代研究认为,真性性早熟是由下丘脑-垂体-性腺轴提前发动、功能亢进所致,可使生殖能力提前出现。中医认为性早熟是因肾-天癸-冲任性轴提前发动所造成,肾是性轴的核心,与女子的生长发育衰老以及生殖功能的调节有着密切的关系。姜之炎认为,肾气过早充盈,可造成性发育的提前。然而,肾的精气,先天来源于父母的生殖之精,后天则依赖脾胃运化水谷精微不断的培植补充。由于不少独生子女营养过剩,过多进食了鸡鸭鱼肉、牛奶鸡蛋等血肉有情之品,一方面肾气过于亢盛,使肾阴相对不足,肾的阴阳平衡失调;一方面由于过食、蛮补,脾的运化功能失常,痰湿内盛,郁久化热,在上痰热上炎结于乳络,在下湿热下注引动相火,使月经提前出现,故而"脾虚痰蕴、乳络不通"是性早熟的病机之一。

根据此病机,姜之炎从痰湿入手,根据"健脾不在补而贵在运"的学术理论,临床上常用运脾化痰通络法对女童性早熟进行干预,一方面意在缓解症状,化痰通络消肿块;一方面在于抑制肾气的过于亢盛,避免肾-天癸-冲任性轴过早启动。其基本方由苍术、茯苓、薏苡仁、夏枯草、丝瓜络、山慈菇、生山楂、甘草组成。方中苍术为燥湿要药,走而不守,运脾而蠲饮化痰,燥湿而涤秽化浊,能胜四时不正之邪,驱全身多余之湿,朱丹溪曾云"欲求运脾,当用苍术";茯苓气味淡而渗,《本草正》描述其为"厚肠脏,治痰之本";薏苡仁甘、淡、凉,其功效健脾渗湿,三药相须为用,运脾化湿,为君药。丝瓜络为通络要药,《本草纲目》中记载"丝瓜老者,筋络贯串,房隔联属,故能通入脉络脏腑,而去见毒,消肿化痰";夏枯草清热平肝、化痰散结消肿,两者同用,通经活络、清热化痰,为臣药。山慈菇消肿散结、化痰解毒,生山楂消食化积、化浊降脂,共为佐药。甘草调和诸药,为使药。全方共奏运脾化痰、通络散结之效。

2008年3月至2009年1月,通过开展临床研究,观察运脾化痰通络法治疗小儿性早熟的临床疗效。研究对象来自上海中医药大学附属龙华医院门诊性早熟患儿,共30例。30例患儿皆有乳房增大表现,其中双侧增大19例,单侧增大11例。按Tanners分期,Ⅰ期5例,Ⅱ期15例,Ⅲ期8例,Ⅳ期2例。研究结果显示,30例患儿中,显效7例,有效18例,无效5例,总有效率83.33%。治疗后,患儿两侧乳核较治疗前有不同程度缩小。此外,不同病程患儿疗效存在差异,患儿病程越短,治疗效果越好。

3. 络病理论在小儿胆道闭锁中的应用

胆道闭锁是新生儿阻塞性黄疸最常见的病因之一,如得不到及时治疗,患儿将在短期内死亡。其病因尚未完全清楚,目前病毒感染学说及异常免疫和(或)炎性反应异常学说是大多数学者支持及研究的热点,其病理特征是胆管的进行性炎症和肝纤维化,且其肝纤维化的发展比其他疾患更快、更具有侵袭性。现代医学往往应用抗生素、免疫抑制剂、保肝利胆制剂来控制术后胆管炎的发生,减缓肝纤维化的进程,但并不能阻止胆管炎的发生及肝脏进行性纤维化,还可能导致并发症,如上消化道出血、高血压等。中医中药毒副作用相对较少且可保证疗效,其在临床应用中已显现出一定优势。

小儿胆道闭锁属中医"阴黄"的范畴,胆道闭锁术后,患儿往往黄疸退而复现,反复发热,肝脾肿大。姜之炎认为,此病系小儿禀赋不足,胆道阻塞,胆液淤积,阻滞脉络,脉络不通;加之脾运失司,湿邪内蕴,气机不利,血行受阻,气血淤滞,肝胆疏泄失常,胆液外溢而致。因此,"胆液阻络"是其病理因素,肝郁脾虚是其病理基础,瘀血阻滞是其最终结局,正气虚弱是随病情进展而逐渐加重的,四者互为因果,交替互损,是影响本病发生发展的关键所在。姜之炎提出"正虚血瘀"的中医病机,以益气祛瘀通络法治疗胆道闭锁术后患儿。

姜之炎在长期临床实践及研究的基础上,运用胆闭通络方治疗小儿胆道闭锁。方中黄芪益气健脾扶正,为君药;配伍丹参活血祛瘀,莪术行气破血通络,共为臣药;佐以白芍养血柔肝,使药金钱草利胆通络;诸药合用,以达气充血畅、疏肝利胆通络之功。临床应用胆闭通络方治疗胆道闭锁术后患儿,在改善患儿临床症状及肝功能等方面取得了良好的疗效。

2006 年 9 月至 2009 年 3 月,通过开展临床研究,观察胆闭通络方结合西药治疗胆道闭锁术后的临床疗效。研究对象来自上海中医药大学附属龙华医院、复旦大学附属儿科医院的胆道闭锁 kasai 手术后患儿,随机分为对照组和治疗组各 30 例。对照组给予西医常规治疗,治疗组在西医常规治疗基础上加用胆闭通络方,2 组疗程均为 60 日。结果显示,治疗组患儿巩膜黄染、皮肤黄染、大便颜色、腹胀、饮食改善程度均优于对照组,临床总有效率为 93.3%,显著高于对照组(73.3%)。

(三) 提出"运脾治鼻"理论治疗小儿鼻病

姜之炎主张"小儿病调理脾胃乃医中之王道"。《幼科发挥》曰"胃者主受纳,脾者主运化,脾者壮实,四肢安宁,脾胃虚弱,百病蜂起,故调理脾胃者,医中之王道也",又曰"人以脾胃为本,所当调理,小儿脾常不足,尤不可不调理也";儿医鼻祖钱乙亦指出"小儿脾胃虚衰,四肢不举,诸邪遂生"。姜之炎以前人的理论作为临证指南,积自己几十年临床之经验,在诊治小儿疾病中,处处注重调理脾胃,她认为,小儿为"稚阴稚阳"之体,虽生机蓬勃,发育迅速,然脏腑娇嫩,形气未充,体内精、血、津液等物质及脏腑的各种生理功能和活动都是幼稚和不完善的。肾为先天之本,来源于父母之先天之精,在小儿的生长发育过程中固然重要,但是脾为后天之本、气血生化之源,小儿"成而未全""全而未壮"的五脏六腑得依赖后天的调养。因此,脾胃功能的正常与否,直接关系到小儿的生长发育。再则,小儿各种疾病的起因及六淫之邪易于侵入,与小儿脾常不足、脾胃虚弱无不关联。可见,调理脾胃在诊治小儿疾病中的重要性。基于小儿的生理病理特点,姜之炎认为,对于诊治小儿五脏之杂病,调和脾胃乃重要的治疗法则。

儿童鼻病的高发病率及其对生活质量的影响受到越来越多的关注,其中以上气道咳嗽综合征、腺样体肥大以及变应性鼻炎最为常见。姜之炎认为,三者虽病位都在鼻,病源关键却在脾,"脾虚痰阻"为三者的共同病机,提出"运脾治鼻"理论,采用"运脾化痰,宣通鼻窍"治则,自拟运脾化痰通窍方治疗儿童鼻病,临床疗效显著。

1. 变应性鼻炎

变应性鼻炎属于中医学"鼻鼽"范畴,以喷嚏、流涕、鼻痒、鼻塞为主要临床表现,痰与涕都可归为"痰浊",是水液输布失常的病理产物。肺失清肃,通调失职,脾虚不运,化谷失常,津液失于疏布,痰饮内聚,上犯鼻窍,可致儿童变应性鼻炎反复发作。姜之炎认为,本病由"痰"所致,与肺脾密切相关,若风邪引动痰湿,痰湿上犯鼻窍,阻于气道,则出现鼻塞;肺气不得通调,肺失清肃,气不摄津,津水外溢,鼻窍不利,则流涕、喷嚏;若风邪引动痰湿,侵袭鼻窍,则致鼻痒难忍。治以运脾消痰为根本,痰消则鼻窍得通。

2. 腺样体肥大

腺样体肥大在古代文献中无详细记载,但本病是鼻咽部的一组淋巴组织的慢性炎症,故可属中医"痰核"范畴。中医认为,"痰核"多由湿痰结聚而成,常发在颈项、耳旁、肘腋、腿弯等处,生于皮里膜外,其形如豆,大小不一,推之可移,皮色不变,一般无全身症状。《丹溪心法》载:"凡人头面、颈颊、身中有结核,不痛不红,不作脓者,皆痰注也。"张景岳云:"痰即人之津液,无非水谷之所化,此痰亦即化之物,而非不化之属也。"痰证之起本于水谷,始于中土,故痰之为病,多见其先祸害中土。脾失健运,则水湿停聚而成痰,故湿、痰同出一源,名异而实同。两者均为津液不归正化而形成的病理产物。一经形成之后,就成为致病的病邪,痰多稠厚,形成之后,即可随气升降,遍及全身,内至五脏六腑,外至肌肤筋骨,为病无处不到。湿性重浊黏滞,每多迁延难却,痰由湿聚,其性黏腻,更是迁延难愈,极易反复。因痰证临床证候比较复杂,故古人有"百病皆由痰作祟"之说。痰湿凝聚,日久成痰,结聚形成有形包块。而"痰核"的形成又与小儿脾的运化功能失常密切相关。"脾为生痰之源",脾运不健,致水湿不运,聚而成痰,故姜之炎认为治"痰核",运脾化痰是大法。

腺样体位于鼻咽部,肺开窍于鼻,咽部为肺之门户,故本病病位主要在肺。姜之炎认为,腺样体肥大的病因主要为"痰"所致。脾为生痰之源,肺为储痰之器,脾气虚则湿胜,痰易生而多,脾病湿胜为痰之本源,故实脾土、运脾湿、助中焦之转输,乃绝痰之源的治本之法。因此,姜之炎认为,腺样体肥大虽病位在肺,但治脾是其治疗之根本,小儿腺样体肥大系痰湿上蒙,清窍不通,结聚成块,故治疗宜通宜散。

3. 上气道咳嗽综合征

对于当前临床常见的上气道咳嗽综合征,姜之炎强调治鼻,宣肺运脾是关键。2013 年,中华医学会儿科学分会呼吸学组慢性咳嗽协作组、《中华儿科杂志》编辑委员会发布的《中国儿童慢性咳嗽诊断与治疗指南(2013 年修订)》(下称《指南》)将儿童非特异性的慢性咳嗽分为咳嗽变异性哮喘、上气道综合征、感染后咳嗽、胃食管反流性咳嗽、心因性咳嗽、非哮喘性嗜酸粒细胞性支气管炎、过敏性咳嗽、药物诱发性咳嗽、耳源性咳嗽,同时上述慢性咳嗽的病因可互相重叠,尤其是上气道综合征可占 50.13%。姜之炎认为,治疗小儿上气道咳嗽综合征应重视治鼻。

《素问·阴阳应象大论》曰"肺主鼻,在窍为鼻",《素问·金匮真言论》言"西方白色,入通于肺,开窍于鼻",《灵枢·五阅五使》曰"鼻者,肺之官也",均指出肺鼻在脏腑与经络上关系密切。《诸病源候论》记载"肺脏为风冷所乘,则鼻气不和,津液壅塞而为鼻",记载了肺实可导致鼻病。《严氏济生方》曰"夫鼻者,肺之候其为病也,为衄、为痈、为息肉、为疮疡、为清涕、为窒塞不通、为浊脓,或不闻香臭。此皆肺脏不调,邪气蕴积于鼻,清道壅塞而然也",指出鼻病、肺病互为影响。

《杂病源流犀烛·卷二十三·鼻病源流》曰"鼻为肺窍,外象又属土",《医学心悟·卷五》载"鼻准属脾土",指出鼻位于面部中央,中央属土,故鼻居土位而属脾。足阳明胃经"起于鼻,交頞,旁约太阳之脉,下循鼻外……",《素问·热论》载"伤寒……二日阳明受之。阳明主肉,其脉侠鼻,络于目……",均指出鼻与脾在脏腑与经络上关系密切。

综上,姜之炎治疗上气道咳嗽综合征,在宣肺止咳的同时,还注重运脾化痰、宣肺通窍。

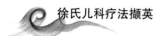

4. 强调"运脾化痰，宣通鼻窍"是小儿鼻病治疗关键

姜之炎强调"异病同治"理论，深入地探求疾病的共性和个性，不同病的因证相同，可用同一方法治疗，使中医以有限的法则和方药适应无限多变的临床需要。上气道咳嗽综合征、腺样体肥大以及变应性鼻炎皆由"痰"所致，脾又为生痰之源，故治疗根本在于治脾。治脾的关键在于复脾健运，绝痰之源的根本治法亦在于恢复脾运，运脾以助中焦之转输。脾运有常，则痰浊渐化；脾肺之气通达，则运行自如；气血津液畅通，则上达鼻窍；鼻窍得以宣通，故鼻病自除。

通过长期临床实践，形成了运脾化痰通窍方，以运脾为治疗之根本，化痰通窍为首要，由苍术、薏苡仁、石菖蒲、黄芩、辛夷、象贝、夏枯草、丝瓜络、生牡蛎、甘草共十味药物组成。方中苍术燥湿醒脾、走而不守，乃运脾要药，薏苡仁清利淡渗以健脾，两药合而为君，共奏运脾化湿之效；辛夷为"鼻科圣药"，功善疏风散邪、宣通鼻窍，石菖蒲辛温苦燥、豁痰开窍，黄芩燥湿泻火、引药上行，三药宣通鼻窍，合而为臣；象贝、夏枯草、丝瓜络、生牡蛎合用，清热化痰、散结消肿，是为佐药；甘草为使，调和诸药。全方合用，运脾为本以化痰，痰消则鼻窍得以宣通。

在内服中药的同时，可配合外治疗法，如轻揉迎香穴。迎香穴位于人体的面部，在鼻翼旁开约一厘米皱纹中（在鼻翼外缘中点旁，当鼻唇沟中）。痰生于土，土属阳明，阳明主面。迎香穴是手、足阳明经的交会穴。手阳明大肠经，而肺与大肠相表里；足阳明胃经，又脾与胃相表里，再次印证该穴位在治疗腺样体肥大一病的重要地位，与该病病位在于肺、脾不谋而合。《针灸大成·考正穴法》说"迎香，手足阳明之会。针三分，留三呼，主鼻塞不闻香臭，偏风口喝，面痒浮肿，风动叶落，状如虫行，唇肿痛，喘息不利，鼻多涕，鼽衄骨疮，鼻有息肉"，其适应证多局限于呼吸系统及局部鼻部的病变，以及面瘫、便秘等病症。经现代医家研究，迎香穴主治鼻塞、不闻香臭、鼻衄、鼻渊、口眼歪斜、面痒、面浮肿、鼻息肉。手阳明大肠经行至鼻孔迎香穴后，即交于足阳明胃经。点按迎香穴，对手、足阳明经的气血等都有调节作用。研究表明，迎香穴与鼻腔的神经、血管有密切关联，刺激迎香穴能抑制和降低毛细血管壁和细胞膜的通透性，减少炎症渗出，抑制组织胺的形成及释放。

2016 年 7 月至 2019 年 6 月，在上海市科学技术委员会科研计划项目"基于异病同治理论应用运脾化痰通窍方治疗儿童鼻病的临床研究(16401932200)"支持下,通过开展临床研究,观察运脾化痰通窍方治疗脾虚痰阻型腺样体肥大、变应性鼻炎的临床疗效。研究对象来自上海中医药大学附属龙华医院儿科符合诊断的腺样体肥大、变应性鼻炎患儿各 90 例,按照治疗方案不同,随机分为治疗组(运脾化痰通窍方)和对照组(孟鲁司特钠咀嚼片及中药安慰剂),每组各 45 例,2 组疗程均为 90 天。结果显示,治疗组临床总有效率为 97.61%,显著优于对照组(82.5%)。

2017 年 9 月至 2018 年 9 月开展临床研究,观察运脾化痰通窍方治疗脾虚痰阻型上气道咳嗽综合征的临床疗效。研究对象来自上海中医药大学附属龙华医院儿科符合诊断的 105 例患儿,随机分为治疗组(运脾化痰通窍方)、西医对照组(孟鲁司特钠咀嚼片及中药安慰剂)及中医对照组(玉屏风颗粒),3 组疗程均为 90 天。其中 3 例因失访而脱落,2 例因受试者依从性差而脱落,最终完成随访 100 例,其中治疗组 35 例,西医对照组 32 例,中医对照组 33 例。结果显示,治疗组的总有效率为 91.4%,临床疗效相较于西医对照组(87.5%)及中医对照组(81.8%)更为显著。此外,运脾化痰通窍方对上气道咳嗽综合征患儿的咳嗽、咯痰、鼻后滴注感、睡眠、食欲、大便的改善程度均优于其他两组。

2017 年 1 月至 2019 年 8 月,在上海市卫生计生系统重要薄弱学科建设计划"中医儿科学(2016ZB0103 - 02)"支持下,通过开展多中心、随机对照临床研究,观察运脾化痰通窍方治疗腺样体肥大的临床疗效。研究对象来自上海中医药大学附属龙华医院儿科、上海市嘉定区中医医院儿科、上海市奉贤区中医院儿科、上海市第七人民医院儿科、上海市浦东新区中医院儿科符合腺样体肥大诊断标准的 175 例患儿,随机分为治疗组和对照组,每组 85 例,2 组疗程均为 90 天。治疗组采用运脾化痰通窍方联合外治疗法(按摩迎香穴),对照组采用孟鲁司特钠咀嚼片联合中药安慰剂治疗。结果显示,治疗组可显著改善患儿打鼾、鼻塞流涕及张口呼吸症状,患儿鼻咽侧位片 A/N 比值明显下降;临床总有效率为 97.65%,显著优于对照组(81.18%)。

(四)提出"温阳敛汗"法治小儿汗病

徐小圃、徐仲才父子为 20 世纪沪上名医,其二位受到《内经》重阳、《伤寒论》扶阳思想引导,并在儿科温补学说的影响下,推崇名医祝味菊"重阳理论",认为小儿以阳气为本,阳气在生理状态下是全身动力,病理状态下是抗病主力;小儿"阴为体、阳为用",脏腑娇嫩,若肆用寒凉,妄加消导,易伤及正气,故在临证时主张气阳式微,宜扶正达邪,平素临证喜加减运用麻黄温肺开闭,并认为附子一味药力虽强悍,但若与其他药物配伍得当,确能起到振奋阳气、扶正祛邪、改善机体功能的作用。应用附子的临床指征为:神疲乏力,体软,面色白,畏寒,四肢清冷,不欲饮,溲清长。只要出现其中一二项即可应用,不必条条具备。

清代喻嘉言云:"卫外之阳不固而自汗,则用芪附;脾中之阳遏郁而自汗,则用术附;肾中之阳浮游而自汗,则用参附。凡属阳虚自汗,不能舍三方为治。"徐氏儿科在治疗小儿汗病方面有着多年的临床经验,在徐小圃名老中医学术思想的指导下,姜之炎总结了一套治疗小儿汗病的系统方案,并提出了中医分型——气阳不足证,以温阳敛汗为主要治法,附子麻黄根汤主之。附子麻黄根汤中,附子一味气雄性悍、大辛大热、走而不守,能透内达外、温阳逐寒,入内温脏腑骨髓,外出暖筋骨肌肉,又有《本草纲目》指出"麻黄根节止汗,效如影响,自汗有风湿、伤风、风温、气虚、血虚、脾虚、阴虚、胃热、痰饮、中暑、亡阳、柔痉诸症,皆可随证加而用之",故两药相合,共奏温阳敛汗之功效;配合党参、白术、黄芪三味,上固卫表、中暖脾阳、下补肾阳益命门;并与桂枝、牡蛎配伍,起到温潜固卫、收涩止汗的作用;且附子在生牡蛎的监制下,可减少其燥热性。

姜之炎秉承"徐氏温阳理论"治疗小儿汗病,作为国家中医药管理局"十二五"重点专病"小儿汗病"负责人,牵头完成了小儿汗病多中心流行病学调查及中医证治规律研究,制定了国家中医药管理局重点病种"小儿汗病"的中医诊疗方案,为临床诊治提供了可靠依据。2012年7月至2013年2月,通过开展临床研究,观察附子麻黄根汤治疗小儿汗病的临床疗效。研究对象来自上海中医药大学附属龙华医院儿科符合诊断的60例患儿,按照治疗方案分为治疗组(附子麻黄根汤)和对照组(玉屏风颗粒),每组各30例,2组疗程均为30天。结果显示,治疗组总有效率为96.67%,显著优于对照组(76.67%)。

（五）序贯分期治疗小儿支气管哮喘

姜之炎认为，儿童支气管哮喘的病机是正虚邪实，正虚主要是肺脾肾三脏气虚，邪实主要是指痰浊、食积、瘀血，但痰为宿根，故治疗儿童支气管哮喘采取序贯分期治疗，发作期、持续期、缓解期分别辨证论治。姜之炎提出急性期以中药驱邪为主，持续期标本兼治、扶正驱邪，缓解期当调其肺脾肾三脏功能、消除伏痰夙根。她还主张根据不同的季节采用不同的治疗方法，春秋两季是儿童支气管哮喘的好发季节，可中药内服辨证调治；夏季三伏用"冬病夏治"穴位敷贴；冬季冬至用"冬病冬治"膏方调理，顺应四时气候变化。

2014年7月至2017年9月，在上海市科学技术委员会科研计划项目"细芥敷贴粉临床疗效再评价（14401972504）"支持下，通过开展小样本随机平行对照临床研究，观察细芥敷贴粉治疗儿童哮喘急性期的临床疗效。研究对象来自上海中医药大学附属龙华医院儿科门诊的支气管哮喘急性期（轻中度）患儿120例，随机分为治疗组（中药辨证内服和外敷药物治疗）和对照组（中药辨证内服），每组各60例，2组疗程均为1周。结果显示，治疗组在止咳、化痰、平喘方面的疗效均优于对照组，喘促、咯痰、肺部体征改善的起效时间均短于对照组；愈显率为95.0%，显著优于对照组（86.7%）。

2015年6月至2017年5月，通过开展临床研究，观察细芥敷贴粉治疗小儿慢性持续期哮喘的临床疗效。研究对象来自上海市浦东新区中医医院儿科、上海中医药大学附属龙华医院儿科符合诊断的冷哮型慢性持续期哮喘患儿118例，随机分为治疗组与对照组。研究期间，治疗组脱落3例，对照组脱落4例。最终完成试验者中，治疗组56例，对照组55例。对照组采用白三烯受体拮抗剂联合吸入性糖皮质激素治疗，治疗组在对照组治疗的基础上加用细介敷贴粉贴敷天突、大椎穴位，2组疗程均为4周。结果显示，治疗组总有效率为85.71%，明显高于对照组（67.27%）。

（六）温肺化饮法治疗痰饮郁肺型咳嗽

小青龙汤首见于《伤寒论·辨太阳病脉证并治》中，有"伤寒表不解，心下有水气，干呕、发热而咳，或渴，或利，或噎，或小便不利、少腹满，或喘者，小青龙汤主之"之论。《金匮要略·痰饮咳嗽病脉证并治》指出："咳逆倚息不得卧，小青龙汤主之。"小青龙汤解表散寒，是温肺化饮的代表方。"病痰饮者，当以温药和之"，此乃治疗痰饮病之大法。

徐氏儿科疗法代表人物徐小圃创研"六味小青龙汤"，为小青龙汤去桂枝、白芍化裁而成，主治小儿寒喘。症见喘促气急，痰多而清稀，或咳嗽痰白，舌苔白腻，脉弦滑。徐小圃认为，该方意在宣肺平喘，而非发汗解表。从徐氏父子所留医案中可以发现，徐氏父子认为桂枝、白芍是桂枝汤的主药，临证往往只取桂枝、白芍，常用于表邪不解，具有调和营卫的功效，故在基本方中去桂枝、芍药。

姜之炎根据徐氏儿科疗法的精髓，认为小儿脏腑娇嫩，"肺常不足"，故极易受外感或内伤影响。外感邪气，侵入犯肺，造成肺脏的功能失调；肺失宣发肃降，对水液的宣降敷布失去调节，津液不能在肺中化气以熏肤、润身、泽毛；通调水道的功能失常，不能下输膀胱，停于局部为痰为饮，即在肺中凝聚成痰。加之小儿素体脾肾娇嫩，生湿生痰，痰湿蕴积，肾司开阖，肾阳不足，开阖不利，水湿上泛，亦可聚而为痰。水饮蕴积肺和气道中，阻塞气道，影响气体交换，故见咳嗽、气急，甚者张口抬肩，不能平卧，喉中痰鸣；因外邪入侵，引动内饮，故咳吐痰涎清稀或呈泡沫样之表现。六味小青龙汤以炙麻黄宣肺止咳平喘，为君；干姜、细辛温肺化饮，五味子敛肺止咳，共为臣药；半夏燥湿化痰为佐；甘草调和诸药为使。拓展其临床使用范围，用于治疗痰饮郁肺型小儿咳嗽，临床运用以咳嗽或喘促，痰多而清稀，或咳吐泡沫样白痰，舌淡苔白，脉弦滑为辨证要点。

2013年1月至2014年3月开展多中心研究，研究对象来自上海中医药大学附属龙华医院儿科、上海市中医院儿科及上海中医药大学附属岳阳中西医结合医院儿科符合急性期小儿痰饮郁肺型肺炎喘嗽诊断的患儿180例，随机分为治疗组（90例）和对照组（90例）。在基础治疗的同时，治疗组口服徐氏六味小青龙汤，对照组口服三拗片。研究结果显示，治疗组临床总疗效的愈显率为75.56%，明显优于对照组，在止咳、化痰、肺部啰音吸收方面的疗效均优于对照组；中医证候疗效的愈显率为64.44%，高于对照组，在改善鼻塞、面色、四肢温度、食欲、小便、舌苔症状方面明显优于对照组；咳嗽、咳痰、喘促的起效时间及肺部啰音消失时间均短于对照组。

（七）运脾法治疗儿童厌食

厌食属中医"不思食""不嗜食"的范畴。本病主要是饮食不节、喂养不当、蛮补、过食，导致脾胃之气损伤。小儿脏腑娇嫩，脾常不足，易患脾胃病证，往往表现为既有脾气不足，又有运化功能失常。脾的主要生理功能为主运化，若单纯补益，易碍滞气机，所以对厌食症的治疗推崇"脾健不在补而贵在运"。姜之炎治疗该病采用运脾方，药取黄芪、当归、苍术、白术、焦山楂。运脾方中黄芪、当归健脾益气养血；苍术气芳香而温燥，具有醒脾助运、开郁宽中、疏泄水湿之功；白术健脾和中化湿；焦山楂健中助运、消食导滞。因此，治疗小儿厌食，多采用补中有消、消中有补，补而不留邪、燥湿不伤气的运脾方法。

为观察运脾法对儿童厌食症（脾虚型）的作用，通过开展临床研究，应用运脾方治疗患儿 56 例，3 个月为 1 疗程，临床观察患儿的总进食量、体重、皮下脂肪厚度、末梢血血红蛋白（Hb）水平、血清锌（Zn）水平等。结果显示，患儿总进食量、体重、皮下脂肪厚度、Zn 含量等明显提高，总有效率为 85.71%。

下

篇

用 药 特 色

一、单味

麻黄

【药物概要】

麻黄,味辛、微苦,性温,归肺、膀胱经。功效发汗散寒、宣肺平喘、利水消肿。其药性轻清,轻可去实,使邪从表散,阴邪深入,无论冬夏,皆所最宜。麻黄主伤寒头痛、阴疟、咳逆上气、风寒郁肺诸证,以及风热斑疹、风水肿胀等。

【临床应用要点】

徐小圃、徐仲才在多年的临床实践中,善于将麻黄及用不同炮制方法制成的麻黄饮片用于治疗小儿疾病的不同阶段。如小儿咳喘属实证者,无论有无发热,麻黄必用;相反,仅有表实无汗而无咳喘者,却不尽用麻黄。另外,治疗咳喘,用蜜炙麻黄,而用于解表时,无汗表实,用生麻黄;有汗表虚,用水炙麻黄。

徐小圃、徐仲才亦灵活将麻黄同他药配伍,增加临床疗效。如小儿外感表证,属伤寒者多,徐氏父子以麻黄配伍桂枝,发汗解表、和营解肌,并认为麻黄的透发之力,需依仗桂枝行血、调营的作用。若外感风寒无汗但见胸闷咳喘,常用三拗汤,以麻黄与杏仁同用,达到发汗散寒、宣肺平喘之功效。寒喘一证,见寒痰内停、喘满胸闷,取小青龙汤意,将麻黄同细辛、干姜、五味子配伍,以温阳化饮、平喘止咳。若见高热、肺热壅盛而喘者,用麻杏石甘汤,麻黄同石膏、

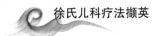

杏仁配伍,辛凉宣肺、清热平喘,防止闭脱。

"肺主气、司呼吸、通调水道",麻黄宣肺、发汗、利水,姜之炎继承徐氏父子运用麻黄经验,除将麻黄用在感冒发热、咳喘疾病中外,在其他疾病中亦多运用。如治疗小儿遗尿,在辨证施治的情况下,加用麻黄,一则肺气得以疏布,二则有助膀胱气化、水道通畅,是"提壶揭盖"法的体现。再如治疗过敏性鼻炎、小儿腺样体肥大引起的呼吸困难等,加用麻黄通窍宣畅、温通散结。治疗肾病急性期出现水肿症状,用麻黄连翘赤小豆汤,强调麻黄宣肺入水、开水之上源的作用,可宣肺通阳,使水道通调,须注意的是麻黄剂量宜小,一般 3 g 左右。从药理上来看,麻黄中的多种成分在疾病治疗中均发挥重要的作用,如麻黄碱有兴奋中枢神经的作用,可醒神开窍;麻黄挥发油、酚酸有免疫抑制的作用;麻黄多糖有降血脂、清除氧自由基的作用。

羌活

【药物概要】

羌活,味辛、苦,性温,归膀胱、肾经。功效散寒、祛风、除湿、止痛。羌活气味俱薄,主浮而升,为手足太阳经风药,具有升、散、行、透等多种特性,能令气血流畅,宣通郁闭,经络无所阻滞,而收通络、活血之效。随证配伍,能治全身上下、表里、新久风湿、麻木痹痛以及各种内外伤痛。

【临床应用要点】

羌活辛温行散,善治风证,解表散邪。其中羌活同桂枝同用为徐小圃独创,用于治疗风寒侵及太阳经所致的发热恶寒、头痛体楚,有相辅相成的效果。治疗丹痧,徐小圃认为痧毒疫疠之气多发于天时寒温不定之时,疾病初期,病在卫分;病之后期,阴液耗损,毒热未清,流窜筋骨关节,可见关节红肿疼痛灼热、屈伸不利痹症,在清热解毒基础上,加羌活、独活祛风胜湿止痛,并且用到了羌活、独活通络行血的功效。治疗寒湿内蕴,邪在肺胃之乳蛾,徐小圃治以疏化,用羌活、附片加入芳香化浊药物,解身热、化喉腐。徐氏儿科流派第四代传人朱大年辨证治疗肺炎,针对退热一证,风寒闭肺者用羌活配桂枝,风热闭肺则用羌活配生石膏。羌活此处用法不仅是解肌退热,也可防止"肺闭"。他强调治疗肺炎,时时"开闭",注意邪气有疏泄之机,正气才不会继续受到损耗。羌活在肺炎发热中的应用正是疏散邪气,防止闭门留寇。

姜之炎运用羌活,认为小儿发热,无论疾病时长,只要症见肌肤不温、发热不退,即可与桂枝、柴胡等药同用,起到温通解表散寒的作用。在治疗儿童常见鼻病中,姜之炎认为羌活有引药上行的作用,与制半夏、苍术、浙贝母、陈皮等药配伍,对鼻病的治疗效果显著。羌活性温燥,气芳香,具流动之性,配伍燥湿化痰之品,能疏畅气机、祛痰湿、通血络,是辛味通络法的代表用药。针对儿童脑电图改变、显示有异常波形、或有抽动障碍、见上肢肩膀及头面异常表现者,用羌活配伍伸筋草,能上利头面、祛湿止痉。用羌活配葛根,不仅升清散邪,且能缓解头项颈脖抽动症状。药理方面,羌活有抗炎镇痛、抗病毒、改善血液流变性和循环功能、改善渗出性腹泻的作用。羌活同连翘、黄芩、黄柏、蒲公英等清热药物同用,通过宣通、疏导、透达、升散的作用因势利导,是"火郁发之"治法的代表。

附子

【药物概要】

附子,味辛、甘,性温,有毒,归心、肾、脾经。功效回阳救逆、补火助阳、温阳驱寒,祛风除痹,通阳止痛。附子大辛大热,上助心阳而通脉,中振脾阳而健运,下补肾阳而益火,使阳气恢复,血脉畅通,阴寒自散,故其回阳救逆、补火助阳功效可用于心肾阳虚之遗尿、厥逆、虚脱、亡阳等证及脾阳虚衰之泄泻完谷不化,其温阳驱寒功效可用于治疗水气内停之咳喘。附子固腠理,走而不守,可用于一切风湿痹痛属寒气重者。

【临床应用要点】

徐小圃、徐仲才父子根据儿童的生理病理特点,在临证时主张小儿多气阳式微,宜扶正达邪,喜用温热扶阳法,首选附子并灵活运用之。应用附子的临床指征为神疲乏力、体软、面色白、畏寒、四肢清冷、不欲饮、小溲清长等,只要出现其中一二项即可应用,不必条条具备。附子与不同药物配伍,更是体现徐氏父子发皇古义、求新求变的治学本领。如附子配桂枝扶阳解肌,多用于外有表邪而阳气不足之证;附子配麻黄扶阳宣肺,多用于肺气不宣而阳气不足之证;附子配黄连扶阳清热,多用于邪实正虚、寒热互见之证;附子配银柴胡、青蒿、白薇益气阳、清虚热,多用于正虚邪恋之证;附子配磁石、龙骨等潜阳药,温潜育阴。

姜之炎及儿科团队传承徐氏运用附子经验,针对小儿气阳不足型汗病,借鉴清代喻嘉言名言"卫外之阳不固而自汗,则用芪附;脾中之阳遏郁而自汗,则用术附;肾中之阳浮游而自汗,则用参附。凡属阳虚自汗,不能舍三方为治",拟温潜固卫、收涩止汗的附子麻黄根汤(附子、麻黄根、生芪、党参、白术、桂枝、当归、生牡蛎、浮小麦、甘草)为主方治疗。本方由《傅青主女科》麻黄根汤方衍化而来,用附子配麻黄根,用麻黄根部入药,其性重坠,使外发之汗敛而不出,并取附子扶阳之力,共奏益阳敛汗功效。此外,姜之炎在临证时,善用温潜法,温以壮其怯,潜以平其逆,引火归原,用附子配伍磁石、龙骨、牡蛎等药,起到振奋阳气、扶正祛邪的作用,达到"阴平阳秘,精神乃治"的目的,从而改善小儿机体功能。脾胃虚寒之胃痞、厌食,寒证哮喘,肾气不固型遗尿,脾肾阳虚型肾病等,均可用此法。剂量方面,附子(草药)用量一般为3~6 g,最大不超过9 g,既兼顾儿科用药特点保留了附子辛热之性,又通过合理配伍降低附子的毒性。

川芎

【药物概要】

川芎,味辛,性温,归肝、胆、心包经。功效活血行气、祛风止痛。川芎辛香行散,温通血脉,既能活血祛瘀,又能行气通滞,为"血中气药"。单药川芎具有保护心肌、镇静催眠、抑制气道壁增厚、保护肝肾等药理作用,配伍不同药物可起到止痛、延缓衰老、改善脑缺血等作用,这与川芎活血行气、祛风止痛的功效不谋而合。

【临床应用要点】

辛味药物能散结滞、润燥通络,张仲景在《伤寒杂病论》中灵活使用辛味药物配伍他药,并使用虫类药物及活血药物,初步奠定了通络法的基础。徐小圃、徐仲才父子继承了张仲景的"通络"思想,遣方用药往往多用辛味药物。川芎一味,辛温通络祛瘀,徐小圃在治疗天花起胀灌浆阶段虚证,方用《证治准绳》千金内托散加减，此方活血匀气、调味补虚，乃王道之剂，方中川芎有助药力，活血的作用增加了皮肤活力，促进疾病愈合。顾文华是徐小圃弟子，他认为小儿肺炎肺气闭塞，可导致肺部络脉瘀滞，甚至邪郁热蒸而成肺痈，应用活血化瘀药，对肺部炎症的吸收有一定帮助，常选用川芎。

姜之炎以"气血同治""异病同治"为着力点，进一步扩大了川芎的临床应用范围，如小儿紫癜、胆道闭锁、呼吸系统疾病反复迁延等病症。针对小儿血尿、血小板减少性紫癜、过敏性紫癜证属血热妄行兼有血瘀证，治疗以清热凉血、活血化瘀为主。川芎常与丹参合用，一温一寒，既可增强活血行气之效，又可免寒凝、温燥之弊。小儿胆道闭锁是小儿常见的肝胆外科疾病，临床表现为阻塞性黄疸，呈进行性加重，若不治疗，可发展为胆汁淤积性肝硬化、门脉高压，最终致肝衰竭死亡。水湿、湿着、血瘀三者纠结，临床治以温阳活血祛湿为原则，活血药物上多选用川芎，配合当归、三七、丹参等养血活血。对于小儿慢性咳嗽、肺炎及哮喘迁延期、恢复期，有痰瘀互阻证，"一味川芎功同四物"，川芎消瘀化痰的同时，可改善肺部循环、促进气道炎症的愈合。川芎味辛，辛味走窜，上引头面，针对儿童鼻病、注意力不集中、睡眠障碍等疾病，可作为引药、使药，增加方剂的疗效。此药辛香上主升发，气生则郁解，通达阴阳，可解诸郁，亦可配合他药用于小儿情志疾病。

二、对药

白芥子+莱菔子

【药物概要】

白芥子，味辛，性温，归肺、胃经。功效温肺化痰、利气、散结消肿。莱菔子，味辛、甘，性平，归肺、脾、胃经。功效消食除胀、降气化痰。白芥子辛散温通而利气，能温肺开胃、利气祛痰、消肿止痛，故可用于治疗咳嗽、咳喘、哮喘、肺闭等证见咳呛痰鸣、痰壅气逆。莱菔子味辛行散，既能消食化积，用于治疗食积气滞、脘腹胀闷、嗳气食臭，或腹痛泄泻等症；又能降气化痰、止咳平喘，尤宜治咳喘痰壅、胸闷兼食积者。两者常作为药对，或再加紫苏子为三子养亲汤方，用于治疗咳喘痰多。

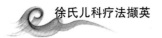

【临床应用要点】

痰湿是人体脏腑气血失和、津液运化失常的病理产物。气的升降出入运动是津液输布的动力,气机阻滞可导致水液停留而成痰湿。名医朱丹溪曰:"善治痰者,不治痰而治气,气顺则一身之津液亦随气而顺矣。"名医万全也云:"治痰咳,先化其痰,欲化其痰者,先理其气……此治咳之大略也。"徐氏父子在治疗小儿哮喘的病例中,见寒喘或寒喘兼阳虚者,以小青龙汤化裁,温肺化饮、止咳平喘;而痰甚者则加白芥子、莱菔子,白芥子温肺利气豁痰,莱菔子行气祛痰,治痰两者共用有"有推墙倒壁"之功,气行则痰饮消,使邪从肺出,喘咳自平。

徐氏父子应用此药对重在"治气",姜之炎在临床实践中更重于"治痰",治痰分两途,一肺一脾,痰多者以豁痰为主,当选白芥子治之;食滞运化失职,取莱菔子为治,二药参合,相互为用,化滞豁痰。痰在胁下及皮里膜外,非白芥子莫能达。古方控涎丹用白芥子、莱菔子理气破气、消积化痰,故用以治疗一些痰湿阻滞脉络所引起的"痰核"之症,如儿童腺样体肥大、淋巴结肿大、甲状腺结节、女童乳房早发育等病症,效果明显。肺和大肠相表里,大肠通降则肺气自降,利用莱菔子降气消食,以通降肠腑;白芥子利气,可使肺气通利,也可使肺中痰液从胃肠而出,取上病下治之意。

厚朴+枳实

【药物概要】

厚朴,味苦、辛,性温,归脾、胃、肺、大肠经。功效燥湿、行气、消积、消痰平喘。枳实,味苦、辛、酸,性微寒,归脾、胃经。功效破气消积、化痰散痞。《伤寒论条辨》记载:"枳实,泄满也;厚朴,导滞也。"二者一温一寒,同归脾胃二经,常相须为用,行气除满、通导下气,用于胃肠积滞、气机不畅者。

【临床应用要点】

小儿腹痛有寒、食、虫等外在病因,亦可因肝木乘脾、气机失调所致,见腹中肠鸣、寐中惊惕、时时啼哭症状。徐小圃常投疏肝和中调气之法,喜用厚朴、枳实理气和中。徐氏儿科流派传承人顾文华提出,在肺炎病程中,凡属热证,均可应用通腑泄热法。小儿"肺常不足",易受外邪侵袭,加之小儿为纯阳之体,外邪入里,易从热化,而肺与大肠相表里,肺热移于大肠,热结津伤则大便干结;肺又主气,肺气肃降失常,肺气上逆,则阳明腑气不通,大肠传导失常,则见便秘、腹胀。运用厚朴、枳实可通阳明腑实之气,消积导滞。

姜之炎认为,厚朴加枳实同用是肺与大肠相表里理论的实践应用,两者相互关联,相互作用,契合现代医学肺-肠轴概念,此药对从承气汤方衍用而来,加大黄是小承气汤,有轻下热结的功效,较大承气汤药力和缓,主治痞、满、实证。姜之炎在继承前辈学术思想基础上,扩大厚朴、枳实的应用范围,如小儿咳喘、功能性消化不良、小儿肠系膜淋巴结炎、肠胀气、小儿鼻病等。在小儿咳喘一证中,从桂枝汤加厚朴杏子汤获得启发,遵《伤寒论》"喘家作桂枝汤,加厚朴杏子佳",其中厚朴味性苦、辛、温,降气除寒,并且有发散的作用,临床提示可理气利肺。针对小儿脘腹胀痛、食积不消、不思饮食,证属脾胃气滞者,往往枳实、厚朴和半夏曲等同用,取"枳实消痞丸"之意,或加山楂、神曲、麦芽,消乳化积;遇寒凝中焦、食积气滞者,枳实、厚朴与干姜、藿香等同用;遇脾虚食少,兼食积气滞者,枳实、厚朴可与砂仁、白术等同用。

苍术＋薏苡仁

【药物概要】

苍术,味辛、苦,性温,归脾、胃经。功效燥湿健脾、祛风湿、解表、明目,其入脾胃,能燥湿健脾,以除痰湿困脾之症,辛香且主行散,故可治风湿痹症,兼能发散在表之风湿。薏苡仁,味甘、淡,性微寒,归脾、胃、肺经,功效渗湿利水消肿,又能健脾补中止泻,常用于脾虚湿盛之水肿腹胀、小便不利、泄泻等,其药性偏凉,能清热而利湿,故也可用治湿温初起或暑湿邪在气分、头痛恶寒、胸闷身重者,渗湿除痹,尤宜热痹,另有排脓消痈功效,是治疗肺痈的主药。

【临床应用要点】

"运脾"一词首见于张隐庵《本草崇原》:"凡欲补脾,则用白术;凡欲运脾,则用苍术。"徐小圃曾提到"久咳不愈,必须治脾,重用白术"。江育仁是徐氏儿科流派门下高徒,首先提出了"运脾"法则,他指出"欲健脾者,皆在运脾,欲使脾健,则不在补而贵在运",而苍术为运脾要药。《本草经疏·卷之六》中记载薏苡仁:"性燥能除湿,味甘能入脾补脾,兼淡能渗泄,总之,湿邪去则脾胃安。"

徐氏父子在治疗小儿内伤咳嗽、百日咳、哮喘等病症时，凡见苔白、脉濡滑等痰湿征象明显者，则治疗多从肺、脾入手，宣肺化痰止咳的同时，用健脾燥湿的苍术、薏苡仁、厚朴、陈皮等药物，每收良效。

姜之炎在临床应用中认为，小儿四季脾旺不受邪，苍术、薏苡仁是"运脾燥湿"良药，将此药对广泛应用于儿童鼻病（过敏性鼻炎、儿童腺样体肥大、上气道综合征）的治疗。由于小儿肺脏娇嫩，易受外邪侵袭，导致水液输布失常，凝聚成痰，痰凝气滞阻于鼻咽部，故出现鼻塞、憋气、打鼾等症状；又因小儿脾常不足，运化失司，加之现代小儿营养较盛，多喜食肉食，形体肥胖，更容易聚湿成痰，痰湿阻滞经络，可引起或加重病情。朱丹溪亦提出"治痰者，实脾土，燥脾湿是治其本也"，苍术运脾燥湿，薏苡仁健脾渗湿、补气益阳，且甘淡平和，故二药为治疗儿童鼻病主药。此药对在脾胃系疾病的治疗中同有良效，对舌苔白腻的小儿厌食、积滞、泄泻等，用之常获良效。朱丹溪云"凡人身中有结核，不痛不红，不作脓者，皆痰注也"，故苍术、薏苡仁两药还能运用于一些"痰核"的治疗中，如上述脾虚痰湿阻络而致的儿童腺样体肥大、女童性早熟引起的乳房结块等。苍术、薏苡仁药对，有取四妙丸利湿之功效，两者均入脾经，相伍使用可加强健脾利湿之功，治疗小儿湿疹用此药对既可渗湿以止痒，又可运脾以提高免疫力。

白附子＋胆南星

【药物概要】

白附子，味辛，性温，归胃、肝经。功效燥湿化痰、祛风止痉、止痛、解毒散结，其药性温燥并能引药上行，故善豁风痰，常用于风痰所致的面上百病、中风痰厥、小儿急惊等。胆南星归肺、肝、脾经。具有清热化痰、息风定惊的功效，可用于治疗痰热咳嗽、咯痰黄稠、中风痰迷、癫狂惊痫等症。

【临床应用要点】

徐小圃在行医过程中形成了"温清并用，注重温阳扶正，强调阴阳互根"的学术特色，遇湿痰内蕴、顽固不化而致痰气闭结、呛咳不畅者，以白附子温化饮、胆南星清热豁痰，两者相配，是徐氏儿科流派温清并用法的代表药对。徐小圃遇风邪恋邪夹有痰浊者，方中每加竹节白附（关白附），以祛风燥湿化痰，此药为风药中之阳草,李东垣谓其纯阳,引药势上行。生南星通过牛胆制法制为胆南星,为通用之品,取生南星开宣化痰之长,而去其峻烈伤阴之弊,并且可祛除生南星的毒性,对小儿风痰热滞有很好的疗效。

痰湿之邪易凝聚,可形成有形之邪,亦可形成无形之邪,姜之炎认为"怪病多痰",重在辨证,对于顽痰、痰满咳喘之症者,用白附子、胆南星,并用生牡蛎监制白附子的温燥之性。小儿难治性鼻病中,用白附子和胆南星药对,可充分发挥两药的相互作用,消痰核、祛凝滞,减轻鼻部症状。又如治疗睡眠呼吸暂停低通气综合征患儿,胆南星豁痰醒神开窍,白附子引药上行头面,两者相合有一定的临床疗效。治疗小儿注意缺陷多动障碍及抽动障碍,白附子作为药引,可祛风止痉,增强他药健脾燥湿化痰之功;胆南星定惊、清火、化痰,两药同用有肝脾同治的作用。

丝瓜络＋夏枯草

【药物概要】

丝瓜络,味甘,性平,归肺、胃、肝经。有清热化痰、通经活络的功效,可治胸胁疼痛、腹痛、腰痛、睾丸肿痛、肺热痰咳、妇女经闭、乳汁不通、风湿痹通、经脉拘挛,还用于治疗现代病急性乳腺炎、带状疱疹,烧制后可治赤痢、痔疮出血等。夏枯草,味辛、苦,性寒,归肝、胆经。善清肝泻火、清利明目,用于治疗肝火上炎、目赤肿痛、目珠疼痛、羞明流泪、头痛眩晕;亦能散结消肿,用于痰火郁结所致的瘰疬瘿瘤,并可治疗高血压、肿瘤等现代病。

【临床应用要点】

络,《说文解字》云"絮也",有缠绕、包罗、联络的意思。徐小圃、徐仲才父子承袭了《伤寒论》通络的思想,治疗儿科疾病力求沟通表里、通行气血,以调节人体各部分功能,丝瓜络与夏枯草同用,是体现其通络思想的代表药对。丝瓜络取类比象,善通络活血;夏枯草性寒降泄,可泻肝明目散结。徐小圃有经验方息肝宁络汤,其中运用夏枯草一味,清肝降火;方中亦有藕节一味,此为药食两用药,中空外直,与丝瓜络有异曲同工之妙。

夏枯草、丝瓜络同样适用于现代疾病的患儿,如腺样体肥大、乳房早发育、甲状腺结节、淋巴结炎。姜之炎认为,小儿腺样体肥大是脾运不健、痰湿凝聚、结聚成块、上行于咽喉而形成,自拟运脾化痰通窍方(苍术、薏苡仁、辛夷、石菖蒲、黄芩、夏枯草、象贝母、丝瓜络、生牡蛎、甘草)作为治疗该病主方,全方以运脾法为基础,配以夏枯草、丝瓜络等化痰软坚与通窍法并举。随着时代进步,生活水平提高,幼女乳房早发育逐渐多见,该病与肾脏阴阳平秘失衡、肾阴相对亏虚有关,也因食蛮补导致痰湿聚于乳络,故采用运脾化痰通络法治疗,以夏枯草、丝瓜络配合苍术、茯苓、薏苡仁、山慈菇、黄柏、知母等药物,此法也可治疗多种原因引起的痰核、瘰疬,常获良效。

石菖蒲+远志

【药物概要】

石菖蒲,味辛、苦,性温,归心、胃经。功效开窍醒神、化湿和胃、宁神益智。远志,味苦、辛,性微温,归肺、心经。功效宁心安神、祛痰、开窍、消痈肿。石菖蒲辛开苦燥温通,不仅有开窍醒神之功,兼具化湿、豁痰、避秽之效,善治痰湿秽浊之邪蒙蔽清窍所致之神志昏乱;因其气味芳香,化湿辟浊,对于湿滞气塞、胸腹胀闷、食欲减退之症有特殊疗效。远志入心肾而宁神定志,有交通心肾的作用;其味苦下气,除咳逆,痰多咳嗽可止,痰迷神昏可苏;单用为末,酒送服,或外用调敷,可消散痈肿,用于痈疽疖毒、乳房肿痛。

【临床应用要点】

肺闭咳喘是小儿多发病,以发热、咳嗽、气急鼻煽、痰声辘辘、涕泪俱无等为主要特征,徐小圃以温清并用法治疗小儿肺闭,药用祛痰、辛香开窍之品,以石菖蒲、远志为代表药对。石菖蒲、远志均入心经,对于小儿惊风辨证属痰蒙神窍,症见抽搐、咳呛痰鸣、呕恶神蒙等,配伍应用有开窍宁神之功。

姜之炎运用此药对,基于"孔圣枕中丹"之意。此方中有龟甲、龙骨、菖蒲、远志四味药,其中龟甲、龙骨质重沉降,故选取菖蒲、远志两味,取养心安神、化湿和胃疗效;并以"痰"为着眼点,将石菖蒲、远志药对更广泛地应用于临床。除徐氏父子常用到的痰闭、惊风等症之外,还用于儿童多发性抽动症、多动症、自闭症、睡眠障碍等神经系统疾病。脾为生痰之源,虽药物不直接针对脾脏,但对脾虚所致痰湿困阻脾胃所引起的疾病同样有很好的治疗作用,如痰湿困脾之鼻炎、腺样体肥大症见鼻塞、鼻涕倒流、喉间有痰、舌苔白厚腻等。另石菖蒲、远志有醒脑开窍功效,除治疗心系疾病以"醒神"外,还可用于寐中深睡、不醒遗溺为表现的遗尿患儿。

<h1 style="text-align:center">桂枝＋芍药</h1>

【药物概要】

桂枝,味辛、甘,性温,归心、肺、膀胱经。功效发汗解肌、温通经脉、助阳化气、平冲降逆。白芍,味苦、酸,性微寒,归肝、脾经。功效养血调经、敛阴止汗、柔肝止痛、平抑肝阳。桂枝甘温,可通阳扶卫、开腠发汗,善于宣阳气于卫分、畅营血于肌表,故具有助卫实表、发汗解肌、外散风寒之功,对于外感风寒者,无论是表实无汗还是表虚有汗,均可应用;其尚可入经络而温通经脉,对于四肢不温、脘腹关节冷痛者,亦可用之以求温经散寒止痛。白芍性酸,其收涩之力较强,具有敛阴止汗之功,常用于自汗、盗汗等症;因其味酸入肝经,益肝血兼缓急柔肝止痛,故对于血虚面色萎黄,或四肢、胁肋疼痛者,亦可应用。

【临床应用要点】

提及桂枝、白芍,总会想到桂枝汤,此方由汉代著名医家张仲景创立,是《伤寒论》开卷第一方,柯琴在《伤寒来苏集》中盛赞桂枝汤为"仲景群方之冠",后世医家称之为"群方之魁",用药虽少,但结构严谨。徐小圃、徐仲才父子承袭了伤寒的学术思想,将桂枝、白芍搭配,灵活配伍,广泛应用于儿科临床。如治疗外寒风寒、表虚有汗之感冒,以辛温解表为主,达到调和营卫、发汗解肌的目的;兼有肢体疼痛者,加入羌活;表卫不固、肌肤不温、汗多者加黄芪、防风;气阳不足、四肢不温者可加入附子、生姜。

小儿体质与成人有异,血液化生不足,肌肤失于濡养,阳气被遏,阴血不足,虚热内蕴,故手足心潮热而汗出,此为营卫不和汗病的辨证要点。姜之炎治疗此证型小儿汗病,认为桂枝通阳化气调卫、白芍敛阴止汗和营,两味相合,恰到好处。小建中汤中亦有此药对,全方由桂枝汤倍用芍药,再加饴糖组成,有温建中阳、甘中缓急的作用。姜之炎得此方启发,认为营卫主一身之气血,脾胃虚弱则营卫不和,营卫不和则又影响脾胃之气机;儿童稚阴稚阳之体,且脾常不足,常见功能性腹痛、厌食等消化系统症状,故桂枝合白芍同用,兼用运脾调和之品,可起到阴阳双补、和营醒胃的作用。另外,桂枝温经止痛、助阳化气,芍药补肝血而缓急,若在小儿杂病中见体虚、贫血、四肢不温、腹痛等症时,也可酌加选用此药对。

三、角药

干姜+细辛+五味子

【药物概要】

干姜,味辛,性温,归心、肺、脾、胃经。功效温中散寒、温肺化饮。细辛,味辛,性温,归肺、肾经,功效祛风、散寒止痛、温肺化饮、宣通鼻窍。五味子,味酸,性温,归肺、肾经。功效敛肺止汗、涩精止泻、生津止渴、宁心安神。干姜辛热,善祛阴寒,能守能走,入肺经而温肺化饮,治疗寒性咳喘;入脾胃而温中散寒,治疗脾肾阳虚之胃脘疼痛、吐泻交作;若有亡阳暴脱,又可回阳救逆。细辛辛温香燥,性善走窜,为散寒止痛、温肺化饮常用药,其温肺化饮以治疗咳喘诸症,其散寒止痛以治疗小儿寒疝、风寒头痛等。五味子五味俱备,唯酸独胜,善于收敛,性温而不偏燥热,能入肺肾,故临床常用以敛肺止咳、止汗、止泻、涩精;其还有生津止渴、宁心安神之功,可用于不寐等小儿心系疾病。

【临床应用要点】

哮喘是儿科常见呼吸道疾病,徐小圃认为哮喘发作时不一定具有表证,治疗意在宣肺平喘,而非发汗解表,所以创制六味小青龙汤,在小青龙汤基本方中去桂枝、芍药,主治小儿寒喘。方中干姜、细辛温肺化饮,五味子敛肺止咳,三药相配,一散一收,使收中有散、散中有收,从而使饮邪祛而咳喘平;其配伍具相反相成之用,邪祛而正不伤;且这三味药物功能肃肺化痰止咳,凡久咳不愈合、热象不著者,在所必用,可减少咳嗽发作。运用本药对时,以咳嗽、喘促,或夜咳重、迁延反复,或咳吐泡沫样白痰,舌淡苔白,脉弦滑为辨证要点。临床若以咳嗽作为兼证,只要符合此三味药物辨证要点,即可加用。

"病痰饮者,当以温药和之",除外邪引起痰饮产生外,由于三焦气化失宣、阳虚水液不运导致的"痰饮"病证,也可运用此药对,如寒邪克肺、肺窍不通之鼻鼽(过敏性鼻炎)、鼻渊(鼻窦炎),痰核阻于咽喉之鼻窒(腺样体肥大)等。干姜、细辛、五味子三味药物,是辛味通络的代表药对,承袭了前贤"通络"思想,散结消滞,通阳温化。值得一提的是,临床不局限于此三味药物同时应用,根据病情,选取两味,药量轻重适宜,亦可起效。

薤白+郁金+瓜蒌

【药物概要】

薤白,味辛、苦,性温,归心、肺、胃、大肠经。功效通阳散结、行气导滞,用于治疗胸痹心痛、脘腹痞满胀痛、泻痢后重。郁金,味辛、苦,性寒,归肝、心、肺经。功效活血止痛、行气解郁、清心凉血、利胆退黄,用于治疗胸胁刺痛、胸痹心痛。瓜蒌,味甘、苦,性寒,归肺、胃、大肠经。功效清热涤痰、宽胸散结、润燥滑肠。因薤白归于大肠经,除通肺气、散顽痰外,亦能治疗肠病清气不升所致的肛门重坠、带下泄痢。郁金辛开苦降、芳香宣达,性寒能清热,亦可治血热吐衄、黄疸尿赤。瓜蒌根据不同部位分为瓜蒌皮、瓜蒌仁、全瓜蒌、瓜蒌根四种,皮宽胸清热化痰,仁润肠通便,根清热生津排脓。

【临床应用要点】

小儿肺闭喘咳以发热、咳嗽、气急鼻煽、痰湿漉漉、涕泪俱无为表现,徐小圃、徐仲才针对患儿每因痰浊壅闭导致的咳喘加剧,喜在方剂中加入大队化痰豁痰之品,多选用薤白、郁金、瓜蒌。薤白原在《灵枢·五味篇》中用治胸痹,《本草备要》谓其"利窍,治肺气喘急",《本草衍义》谓"肺气喘急用薤白,亦取其滑泄也"。郁金辛苦寒,能行气解郁,开肺金之郁,对咳痰、肝胆脾胃不适的郁热证亦有效。治疗咳喘痰多之症,三位徐老先生喜用薤白与郁金配伍。《灵枢·五味篇》有"心病者宜食薤"之说,本品善宣通胃气、宽胸散结,用治胸痹,旨在以通为补,配桂枝、瓜蒌、枳实、厚朴理气机,使寒散络通,则胸痹自愈。在此,徐小圃、徐仲才将《内经》通心痹的方法变通化裁,转化成通肺络、散结化痰。薤白味辛、苦,性温,能通阳下气、宽胸散结;郁金味辛、苦,性寒,能行气解郁,善开肺金之郁;两药合用,寒温并用、通阳行气、开肺散结,启发后世。

姜之炎跟随徐伯远抄方,得前辈教导,提示反复咳嗽、喘促是痰湿胶着的表现,用瓜蒌、郁金可使胶着之痰开散、肺气宣畅。瓜蒌一味全身是宝,取瓜蒌皮部和仁部,既可以清热化痰,又可以润肠通便,且有宽胸通络的作用。瓜蒌、郁金、薤白三味药联合运用,豁痰通络,开闭肺郁,治咳喘每有良效,可用治小儿咳嗽、肺炎喘嗽、哮喘、反复呼吸道感染痰多、胸闷者。姜之炎从经方瓜蒌薤白半夏汤、瓜蒌薤白白酒汤、柴胡疏肝散、越鞠丸等方剂得到启示,扩展了此药对的应用范畴:如因痰凝阻滞、胸阳不振而致叹气乏力、焦虑不舒者,用三味药宽胸开郁、祛痰宣畅;如遇青春期女童初潮不规律、大便干结者,用此三味药通便行气、活血调经;对于小儿鼻病,在辛味通络的基础上,从"痰""瘀"着手,用运脾豁痰通窍方为主方,选用瓜蒌、郁金、薤白中两三味,起到行气活血、通络散结之功,加强祛除"痰核"之力,治病防病,灵活变通。

益智仁+补骨脂+淫羊藿

【药物概要】

益智仁,味辛,性温,归肾、脾经。功效固精缩尿、止泻摄唾。补骨脂,味辛、苦,性温,归肾、脾经。功效温肾助阳、纳气、止泻。淫羊藿,味辛、甘,性温,归肝、肾经。功效温肾壮阳、祛风除湿。益智仁为行阳退阴之药,三焦、命门气弱者宜之。火为土之母,脾喜温恶寒、喜燥恶湿,火能生土,故益智仁亦可醒脾益胃。补骨脂有壮元阳、缩小便、膝冷痛、肾虚泄泻的作用,临床配伍常与补气药同用,可增强其温阳固涩的作用,现代药理表明补骨脂具有扩冠作用,对平滑肌收缩松弛亦有双相作用;其外用可治疗白癜风、牛皮癣。淫羊藿治一切冷风劳气,补腰膝,强心力;单味粗末煎汤漱牙齿,可治牙疼。

【临床应用要点】

徐小圃除临床喜用附子外,亦习惯在治疗幼疾中用此药对加强温肾扶阳的作用,其中益智仁、补骨脂温肾暖脾、缩尿止泻,临床多用于肾元不固之遗尿、虚寒性泄泻。淫羊藿功能壮元阳、利小便,肾阳不足导致的小便不利、水肿,每参用之。在儿科危急重症,如肺炎心衰、麻疹并发肺炎等疾病,徐小圃、徐仲才取附子温阳扶正之力,配合益智仁、补骨脂、淫羊藿等药物,达到温培脾肾、回阳救逆的效果。此药对的配伍应用,是徐氏儿科流派温培法的体现。

慢性泄泻是儿童临床常见疾病,患儿大多脾胃中气素虚,复感时邪,加之饮食不节,或肝气抑郁导致泄泻反复发作,日久影响全身功能,且病情迁延。益智仁、补骨脂、淫羊藿三药合用,可调节全身功能。肾为先天之本,脾为后天之本,在生长发育迟缓的患儿中,运用此药对可暖肾固精、温中焦、暖下元,促进生长发育。寒性哮喘患儿，素体伏痰，肾气不足，摄纳无权，引起气逆而喘，运用此药对可温肾纳气、温化寒饮。遗尿患儿，下元不固，小溲清长，夜间不能唤醒，亦可运用此药对。儿童肾病综合征恢复期，运用此药对可温补肾阳、调整肾上腺皮质轴功能。在情志病中，若见患儿默默无欲、入睡困难、不喜交流、学习成绩下降等，亦可用此药对，配合补气升清、开窍醒神之品，确能起效。

临 证 医 案

一、徐小圃、徐仲才验案

风寒闭肺案（宣肺开闭，温肺化饮）

张幼：壮热无汗，咳嗽不畅，气急鼻扇，痰鸣神蒙，涕泪俱无，舌白，脉浮紧。徐氏急以麻黄汤加减。温开方用生麻黄4.5g、川桂枝4.5g、杏仁9g、白芥子4.5g、制南星4.5g、象贝母9g、橘红4.5g、远志肉4.5g、生姜汁15滴（冲服）、苏合香丸（研细，鲜石菖蒲9g煎汤化服）。

二诊：患儿服药一剂后，神识转清，乃于原方去苏合香丸，再进一剂。

三诊时得汗热减，涕泪俱见，脉紧转缓，故去桂枝、鲜石菖蒲，麻黄改用水炙，续进二剂而愈。

[按语] 此案风寒闭肺，故予麻黄汤辛温解表、宣肺平喘；患儿痰气闭结，神识朦胧，重用二陈汤加白芥子、制南星温化痰浊，并配行气解郁、逐寒开窍之苏合香丸，以获良效。

麻黄汤方中麻黄、桂枝、甘草、杏仁四味药物，功能发汗解表、宣肺平喘。《医宗金鉴》评说："名曰麻黄汤者，君以麻黄也。麻黄性温，味辛而苦，其用在迅升；桂枝性温，味辛而甘，其能在固表。证属有余，故主以麻黄必胜之算也。"麻黄、桂枝同为辛温之品，入肺、膀胱经。麻黄善行肌表卫分，开腠理、透毛窍，乃发汗之要药；桂枝既透营达卫，助麻黄解表散邪，以增强其发汗之功，又温通血脉、畅行营阴，使头痛身疼之症得解。麻黄与桂枝相须为用，一发卫气之邪以开腠理，一透营分之郁以行血滞，共奏发汗解表、温通和营之功。正如《伤寒论辨证广注》所云:"今麻黄汤内用桂枝者,以寒伤营,桂枝亦营中药,能通血脉而发散寒邪,兼佐麻黄而泄营卫之邪实。"

寒喘阳虚案(辛温开肺,纳气潜阳)

孔幼:哮喘复发,形削色㿠,胃呆纳减,舌白,脉濡滑,治以辛开温潜。方用蜜炙麻黄 3 g、细辛 3 g、五味子 3 g、淡干姜 4.5 g、白杏仁 12 g、白芥子 4.5 g、川厚朴 3 g、广郁金 9 g、制南星 6 g、姜半夏 9 g、橘皮 4.5 g、炙百部 9 g、黄附片 9 g(先煎)、黑锡丹 9 g(包煎)、活磁石 30 g(先煎)。

二诊:哮喘已平,咳呛未除,舌白,脉弦滑,再宗前法,用蜜炙麻黄 2.4 g、细辛 3 g、五味子 3 g、淡干姜 4.5 g、白杏仁 12 g、姜半夏 9 g、橘皮 4.5 g、鹅管石 3 g、炙百部 9 g、黄附片 9 g(先煎)、活磁石 30 g(先煎)、生牡蛎 30 g(先煎)、黑锡丹 9 g(包煎)。

[按语] 哮喘复发,乃寒喘兼阳虚,治以辛温开肺、温肾潜阳。徐小圃以六味小青龙汤(蜜炙麻黄、细辛、五味子、干姜、半夏、甘草)温肺化饮、平喘止咳为治寒喘常法。他认为哮喘发作时不一定具有表证,去桂枝、芍药二药,意在宣肺平喘,而非发汗解表。若患儿无发热,仅有咳喘,则去解肌退热之品,将小青龙汤化裁为六味小青龙汤。

方中除麻黄之外,干姜、细辛、五味子亦是徐氏父子常用于治疗咳嗽的药对。徐仲才认为,用干姜、五味子治疗咳嗽要辨先后,在外感新邪时,先用干姜以散寒温肺蠲饮,待外邪祛除后,再用五味子敛肺止咳,以避免咳痰不爽。本案中患儿形削色㿠、舌白,乃肾阳不足、肾不纳气之象,故加附子、黑锡丹温肾扶阳、纳气平喘;附子合活磁石、生牡蛎,阴阳监制、相互纠偏,以达阴平阳秘,是徐氏温潜治法的一大特色。

卫虚多汗案(敛阳止汗,温潜固卫)

甘幼:卫虚多汗,易感外邪,寐则盗汗,咳呛有痰,小便清长,舌白,脉软。治以温潜固卫。方用川桂枝 3 g、生白芍 4.5 g、黄芪皮 12 g、黄附片 9 g(先煎)、活磁石 30 g(先煎)、生牡蛎 30 g(先煎)、麻黄根 4.5 g、浮小麦 12 g、糯稻根 10 g、陈蒲葵 30 g(包煎)、姜半夏 9 g、橘皮 4.5 g。

[按语] 本案例患儿见多汗、盗汗，但小便清长，舌白，脉软。徐小圃辨证为气阳不足，无以卫外而为固。

清代名医喻嘉言云："卫外之阳不固而自汗，则用芪附；脾中之阳遏郁而自汗，则用术附；肾中之阳浮游而自汗，则用参附。凡属阳虚自汗，不能舍三方为治。"本案符合喻氏"卫外之阳不固而自汗"的辨证，用黄附片合黄芪皮。徐氏在临方时喜用黄附片，认为其"较乌附平和而纯正，最适用于小儿"。

有关附子的用量，二老提倡宜适度，过犹不及，小儿用量多在9 g以下，用量还需要根据患儿体质、病情而定，不可一概而论。这都给后世附子的运用提供了良好的经验依据。

关于收敛止汗，《本草纲目》指出："麻黄根节止汗，效如影响，自汗有风湿、伤风、风温、气虚、血虚、脾虚、阴虚、胃热、痰饮、中暑、亡阳、柔痉诸症，皆可随证加而用之。"附子合麻黄根，温阳敛汗；与桂枝、牡蛎、磁石配伍，起到温潜固卫、收涩止汗的作用。

上盛下虚案（温下清上，培本固元）

陶幼：患儿初诊见壮热（肛温40.6℃）6日，头额少汗，烦躁，口渴喜饮，小便清长而频，舌微红、少苔，脉细数。证属热炽津伤、上盛下虚，治以清热温肾。方用熟附片9 g（先煎）、生石膏30 g（先煎）、知母9 g、粳米30 g（包煎）、甘草3 g、天花粉9 g、蛤蚧粉9 g（包煎）、龙骨30 g（先煎）、补骨脂9 g、覆盆子9 g、缩泉丸9 g（包煎），3剂。另方：蚕茧10枚、红枣10枚，煎汤代茶，3剂。

二诊时口渴稍减，汗出仍少。原方去蛤蚧粉，加薄荷3 g，3剂。

[按语] 徐小圃治小儿暑热证（夏季热），以附子、石膏和（或）黄连同用，其适用于主症为发热、少汗、烦躁、口渴多饮，但双足不温、溲频多且清者。他认为，该证属元阳虚于下，邪热淫于上，故创温下清上汤治疗。温下用附子，清上用黄连、石膏，又配伍磁石、龙齿、覆盆子、菟丝子、桑螵蛸、缩泉丸、蛤蚧粉、天花粉等。在另方中用蚕茧，取其味甘性温、缩泉固摄的作用。

徐仲才治疗小儿暑热证，亦用温下清上法，常选附子合白虎汤，每获良效。如遇夏季热属发热不退，伴有口渴多饮、小便清长频数、面色苍白、手足欠温、精神倦怠、少气懒言、食欲不振、食后腹胀、大便溏薄、舌淡苔白、脉象细弱等脾胃气虚征象,徐氏认为应当健脾益气、助运生津,常用七味白术散(人参、白术、甘草、茯苓、葛根、木香、藿香)加减;如伴有脾阳虚弱、肾气不足者,应用附子、炮姜、补骨脂、吴茱萸等配伍,以达到温培健运、固元温肾的目的。

久咳脾虚案(注重治脾,重用白术)

白术,味苦、甘,性温,归脾、胃经。专入脾胃,功能健脾,可用治气虚疲乏无力、脾虚便溏等症。同时,本品兼有苦温之性,有健脾燥湿作用,可用治脾虚湿盛、泄泻带下之症。徐小圃认为"久咳不愈,必须治脾,重用白术",提到治咳的新思路。在治疗小儿病中,徐小圃用此法不局限在久咳中,还用于脾胃病的治疗。囿于文献医案有限,觅徐氏门人邓嘉成整理相关医案 3 则。

案 1:咳嗽

江幼:咳呛痰多,一月于兹,面色无华,形瘦纳呆,舌白,脉濡。治以肃肺培脾。方用炒白术 15 g、茯苓 9 g、姜半夏 9 g、陈皮 4.5 g、炙细辛 2.1 g、淡干姜 2.4 g、五味子 2.1 g(与干姜同打)、带壳砂仁 4.5 g、炙百部 9 g、炒薏苡仁 12 g。

[按语]徐小圃谓:"久咳不愈,必须治脾,重用白术。"本案以 15 g 炒白术为众药之首,加强运脾燥湿功效。现代研究证明,白术有增强机体免疫功能,亦有抗应激等作用。

案 2:泄泻

陈幼:脾运失职,便泄色淡,寐则多汗,泛恶,舌白,脉濡缓。恐入慢途,治以健脾温中。方用炒白术 12 g、炮姜炭 4.5 g、川厚朴 2.4 g、姜半夏 9 g、陈皮 6 g、砂仁壳 4.5 g、炙鸡内金 12 g、炒枳壳 6 g、扁豆花 9 g、带皮苓 12 g、伏龙肝 30 克(包煎)。

[按语]徐小圃谓:"凡小儿脾脏衰弱,泄泻色淡,泛恶,多汗,防入慢途。"慢脾每由吐泻伤及脾阳引起。本案除炒白术、茯苓、伏龙肝、鸡内金外,余诸味药物用量轻灵,有四两拨千斤之意。大剂量白术有固表止汗之功,可与诸益气固表之品治疗汗证。本案白术与辛温之品伏龙肝同用,可加强健脾运脾、止泻敛汗功效。

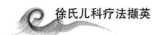

案3：疳积

龚幼：胃强脾弱，形削腹大，嗜食便溏，入晚烦躁，微热频作，舌中化，脉虚软。疳积已成，恐其成疳损。方用炒白术12g、炮姜炭3g、胡黄连2.1g、银柴胡6g、合欢皮9g、朱茯苓12g、石决明60g(先煎)、紫贝齿60g(先煎)、炙干蟾9g、怀山药12g、乌梅炭4.5g、炙五谷虫9g。

[**按语**] 徐小圃谓："小儿疳积，延久腹必胀大，势必入损，亦有起痰核者。"本案患儿脾胃受损、胃强脾弱、气阴耗伤，重用炒白术，联合乌梅炭、炮姜炭，加强温运健脾止泻之功。胡黄连、干蟾、五谷虫三味为治疳专药。

二、姜之炎临证探索

上呼吸道感染

朱幼，男，5岁。

初诊(2020年4月9日)

主诉：发热2日。

现病史：患儿2日前受凉后发热，最高39.2℃，咽部不适，鼻塞，口干渴，汗出不畅，无咳嗽，胃纳欠佳，夜寐尚安，大便干结。

查体：神清。咽红，双扁桃体Ⅰ度红肿。两肺呼吸音略粗，未及干湿啰音。舌红、苔薄黄，脉浮数。

实验室检查：白细胞7.2×10^9/L，中性粒细胞40.7%，CRP(C-反应蛋白)<0.5 mg/L。

中医诊断：感冒(风热证)。西医诊断：上呼吸道感染。

治法：辛凉解表利咽。

自拟感冒方如下：

金银花6g	菊花9g	蒲公英9g	前胡9g
桑叶6g	石膏9g	淡竹叶9g	芦根9g
柴胡6g	桂枝3g	羌活6g	蝉衣3g
玄参6g	射干3g	木蝴蝶3g	辛夷3g
黄芩6g	石菖蒲4.5g	甘草3g	

5剂。草药方,每日1剂,水煎100 mL,分早晚两次餐后温服。煎服法下同。

二诊(2020年4月14日)

患儿服用上方后身热退,无咽痛,偶有咳嗽,无痰,大便顺畅,纳可寐安。舌红、苔薄,脉滑数。考虑感冒后期,拟益气固表。用玉屏风散加减,方药如下。

黄芪9 g	白术9 g	防风6 g	甘草3 g
前胡6 g	黄芩9 g	蝉蜕3 g	茯苓9 g
制半夏6 g			

7剂。

[按语]患儿因起居不慎受凉,外邪侵犯肺卫,邪热郁于肌表,故出现身热反复。感冒方是姜之炎根据徐氏儿科流派经验自拟之,体现了温清并用的学术经验。本案方中柴胡、桂枝、羌胡辛温散寒;金银花、菊花、石膏泻热解毒,配合芦根、竹叶清心凉血,玄参、射干、木蝴蝶清热利咽。徐小圃在临证之暇常强调,药不论寒温,要在审辨证情,正确掌握辨证论治的精神实质。桂枝、麻黄、附子等药虽然性温力猛,易化热助火,但使用确当,能收奇效。对于桂枝的应用,解肌透表必加生姜,有汗发热配伍芍药,无汗表实伍麻黄,项强伍葛根,太少合病用柴胡,清心泻火合黄连,烦渴除热加石膏,肺热、肠热合黄芩等。本案中桂枝、羌活同用,发表退热,在徐小圃医案中见于治疗风寒侵及太阳经所致的发热恶寒、头痛体楚,有相辅相成的功效。羌活对所有风邪犯表诸证都有效果,其气味俱薄,主浮而升,为手足太阳经风药,善治游风,散营卫之邪,故徐小圃常用以治疗风邪犯表证。《幼科直言》里亦有记载,用羌活配合葛根疏风解表,也是一种治疗手段。

治上焦如羽,非轻勿举。本案患儿起病急,病位在上。此案用药轻灵,也是徐氏流派儿科用药特色。小儿为稚阴稚阳之体,身体各脏腑功能尚未发育完全,故用药不宜量大力猛。用药量不大有两方面,一是药味少,一般药味在10味左右,有主方一二,不是繁冗的药物堆砌;二是药量少、药物和缓,有是病而用是药,用舍为治。程门雪曾说"对于处方的分量当如东垣法,宜轻不宜重,药物的作用是导引,是调整,是流通,所谓四两能拨千金是也",故临证应当整

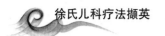

体把握药方、药量,分量轻,不失和缓。

肺炎

陈幼,女,7岁。

初诊(2019年9月8日)

主诉:咳嗽2周余,曾发热3日。

现病史:患儿2周前不慎受凉出现发热,呈中度不规则热,体温最高达39℃。至儿科医院就诊,予布洛芬混悬液、头孢地尼胶囊口服治疗3日,患儿高热退,但咳嗽阵作,咳黄脓痰。患儿平素时有感冒流涕,现咳嗽阵作,喉中有痰,痰黄脓稠,胃纳一般,夜寐欠安,二便调。

查体:神清。咽红,双侧扁桃体未及肿大。两肺呼吸音粗,未及啰音。舌红、苔白腻,脉浮数。

实验室检查:白细胞5.9×10^9/L,中性粒细胞60.9%,淋巴细胞34.8%,单核细胞3.4%,CRP<8 mg/L。胸片示肺炎。

中医诊断:肺风痰喘(风热闭肺)。西医诊断:肺炎。

治法:辛凉宣肺,止咳化痰。

方药如下。

桑叶9g	桑白皮9g	菊花6g	杏仁9g
芦根9g	白前9g	前胡9g	薄荷3g
鱼腥草9g	射干3g	黄芩9g	莱菔子9g
苏子9g	甘草3g		

14剂。草药方,每日1剂,水煎100 mL,分早晚两次餐后温服。下同。

二诊(2019年9月22日)

患儿咳嗽减少,但时咯黄痰,口气重,胃纳一般,夜寐欠安,大便干,小便调。门诊肺支原体检测示IgM(+)。舌红、苔腻,脉滑数。方药如下。

桑白皮9g	地骨皮9g	川芎6g	杏仁9g
前胡9g	甘草3g	全瓜蒌9g	郁金6g
薤白6g	地龙3g	平地木9g	藿香9g
紫苏梗6g	厚朴6g	薏苡仁9g	生山楂9g

14剂。

三诊(2019 年 10 月 4 日)

患儿无发热,咳嗽少作,咯痰减少,大便润畅成形,小便调,寐安。

查体:神清。咽红,双侧扁桃体未及肿大。两肺呼吸音粗,未及啰音。舌红、苔薄白,脉滑。方药如下。

茯苓 9 g	陈皮 3 g	炒白术 12 g	半夏 9 g
甘草 3 g	桃仁 9 g	杏仁 9 g	鸡内金 3 g
丹参 9 g	丹皮 9 g	山药 12 g	焦山楂 9 g

14剂。

[按语]患儿素体虚弱,感受风热之邪,上犯于肺,肺气为邪所闭,气机不利而咳嗽;肺主通调水道,肺气不利,津液失布,凝而成痰,阻于气道,故见喉中痰多。小儿肺常不足,脾常虚,疾病后期患儿易见脾虚痰蕴之证。初诊方以桑菊饮加减,其中桑叶、桑白皮疏散上焦风热,清宣肺热;菊花疏散风热,清利头目而肃肺;杏仁宣肺利气止咳;鱼腥草、前胡清热化痰。二诊患儿查支原体感染,以清肺通络汤治疗,疗效确切。三诊进入疾病恢复期,治疗则以补益肺气、健脾化痰为主辨证施治。

徐氏儿科在长期临床实践中,总结认为儿童支原体肺炎应分为急性期和恢复期治疗,急性期轻者宜清肺通络,重者宜豁痰通络,恢复期则扶正通络。支原体感染往往和中医"瘀"这一病因及病理产物有关,以"通络"为用,祛除络病之因,畅通肺络,通补荣养,所以改善肺络状态是治疗小儿支原体肺炎的有效法则。肺络调达,则肺主气、司呼吸、主宣发与肃降、通调水道及肺朝百脉、主治节之功能正常,而外感邪毒、情志内伤及各种体内病理产物均易损伤肺络而导致肺络病。姜之炎强调,因小儿体质特点,该病多见肺热、痰阻肺络、瘀阻肺络等病理状态相错综,故临床应以通调肺络为主要治则。清代高士宗《医学真传》谓:"通之之法,各有不同,调气以和血,调血以和气,通也;下逆者使之上行,中结者使之旁达,亦通也;虚者助之使通,寒者温之使通,无非通之之法也,若必以下泄为通,则妄矣。"清肺通络汤(桑白皮、地骨皮、紫苏子、葶苈子、杏仁、桃仁、矮地茶、地龙、甘草)为治疗支原体肺炎的效验方,其中主药桑白皮、地骨皮为泻白散之意,桑白皮清热化痰止咳,地骨皮清肺中伏火、除皮肤蒸热,无论肺实热或肺虚均可用。苦杏仁入肺经气分,可助前药降气化痰、镇咳平喘；桃仁活血散结，引诸药入络，为全方通络要药，有点睛之妙；矮地茶化痰止咳、活血利湿；地龙清热、平喘、通络、利尿；甘草调和诸药。全方共奏清肺化痰、活血通络之功。姜之炎治疗本病急性期喜用川芎，认为此药为"上达头面、下行血海、旁开散结"之良药，辛散善行，入血分，通血脉，散瘀结，起到承上启下的作用；缓解期用丹参，她常强调"一味丹参、功同四物"，其既能活血养血、祛瘀生新，又有养阴凉血、除烦安神的功效，在支原体肺炎缓解期用，可加速患儿疾病愈合，避免病原菌复发。

哮喘

案1　谢幼，男，8岁。

初诊(2019年6月13日)

主诉：反复咳喘4年，加剧1周。

现病史：患儿4年前出现喘促，平素自行给予解痉平喘药物治疗。此次因1周前不慎受凉后出现咳嗽，呈阵发性刺激性咳，无呛咳及犬吠样咳，咳毕无鸡啼样回声，伴有喘促，稍有鼻塞流涕，自行予硫酸沙丁胺醇缓释胶囊、沙美特罗替卡松粉吸入剂解痉止咳，咳喘无好转，每至夜间喘促加剧，重则鼻煽痰鸣，无发绀腹痛，至本院门诊予硫酸特布他林片、吸入用布地奈德混悬液雾化2日，症情未稳定，咳喘仍发作，故来就诊。患儿既往有哮喘史，刻下见咳嗽阵阵，喘促稍作，喉中有痰难咯，动则汗出，小便清长，大便自调。

查体：神清，面色苍白。咽红，扁桃体Ⅰ度肿大。双肺呼吸音粗，可及中粗湿啰音及哮鸣音。心腹(—)。舌红、苔薄腻，脉滑。

实验室检查：白细胞$7.77×10^9$/L，中性粒细胞58.8％，CRP<1 mg/L。

中医诊断：哮喘(寒喘)。西医诊断：支气管哮喘。

治法：辛温宣肺，降气止咳。

拟六味小青龙汤加减。

炙麻黄2 g	细辛2 g	干姜2 g	五味子2 g
甘草3 g	姜半夏4 g	白芥子5 g	炒莱菔子5 g
苏子5 g	葶苈子5 g	制白附子5 g	

7剂。农本颗粒剂，早晚各1袋，开水冲服，每次30 mL，餐后服用。煎服

法下同。

二诊(2019 年 6 月 20 日)

前方服用 1 周后咳喘明显好转,动则气急,偶及白痰,平素较易兴奋,胃纳可,夜寐安,二便调。检查结果显示,肺炎支原体 IgG 抗体(+)、滴度 1：80；IgM 抗体(+)、滴度 1：320。舌红、苔薄白,脉滑数。拟泻肺降气、通络化痰。调整方药,用清肺通络汤加减。

桑白皮 5 g	地骨皮 5 g	桃仁 5 g	杏仁 5 g
苏子 5 g	葶苈子 5 g	甘草 2 g	地龙 5 g
制白附子 5 g	磁石 9 g	车前草 5 g	白芥子 5 g
炒莱菔子 5 g			

14 剂。

三诊(2019 年 7 月 11 日)

前方服后无喘促,咳嗽明显减少,深吸气时稍有痰鸣,兴奋略减,夜间能入睡,皮肤痒,汗出较多,胃纳一般,二便调。舌红、苔薄略黄,脉滑数。拟泻肺降气、祛湿止痒。方药如下。

桑白皮 5 g	地骨皮 5 g	桃仁 5 g	杏仁 5 g
苏子 5 g	葶苈子 5 g	甘草 2 g	白芥子 5 g
炒莱菔子 5 g	紫草 5 g	土茯苓 5 g	白鲜皮 5 g
射干 2 g	生牡蛎 9 g		

14 剂。

四诊(2019 年 7 月 25 日)

咳平无喘,服药期间曾有发热一次,自行服用退热药后身热自降,喘促未发,时觉喉中有痰,偶及白痰,皮肤痒仍有,胃纳一般,夜寐安,二便调。查舌红、苔薄白,脉滑。拟温清并用,降气化痰,兼以养血祛风。方药如下。

桑白皮 5 g	地骨皮 5 g	桃仁 5 g	杏仁 5 g
苏子 5 g	葶苈子 5 g	甘草 2 g	干姜 3 g
细辛 3 g	五味子 3 g	制白附子 5 g	车前子 5 g
丹参 5 g			

14 剂。

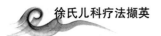

五诊(2019 年 8 月 8 日)

基本已无咳喘,一般情况可,胃纳增进,喉中痰减,肤痒大除。查舌红、苔薄,脉滑。继同前法,温清并用,兼以温肾纳气。方药如下。

桑白皮 5 g	地骨皮 5 g	桃仁 5 g	杏仁 5 g
苏子 5 g	葶苈子 5 g	甘草 2 g	干姜 3 g
细辛 3 g	制白附子 5 g	车前子 5 g	五味子 3 g
补骨脂 5 g			

14 剂。

[按语] 古代已对哮喘一证有较深刻的认识。《幼幼集成·哮喘证治》云:"夫喘者,恶候也。肺金清肃之令不能下行,故上逆为喘……"《证治汇补》云:"哮即痰喘之久而常发者,因内有壅塞之气,外有非时之感,膈有胶固之痰,三者相合,闭阻气道,搏击有声,发为哮病。"《幼科发挥·喘嗽》云:"遇寒冷而发,发则连绵不已,发过如常,此为宿疾,不可除也。"故本病有反复发作、难以根治的特点。患儿有"哮喘"旧疾,内伏宿痰,且带疾多年,肺脾肾三脏俱虚。此次因不慎感受风寒之邪,上犯于肺,引动伏痰,痰随气逆,阻于气道,故见咳喘;肺主通调水道,肺气不利,津液失布,凝而成痰。

姜之炎治疗儿科肺系疾病,认为肺气宜宣、宜开,对于寒性哮喘,拟辛温开肺。此患儿首诊时感邪诱发喘促,痰壅气盛,肺失宣降,以六味小青龙汤合三子养亲汤化裁,方中麻黄宣肺平喘,细辛、干姜、五味子辛温化饮,苏子、白芥子、莱菔子降气豁痰。二诊时患儿喘已好转,然及白痰,且较兴奋,查肺炎支原体感染,故避麻黄易兴奋之嫌,改用清肺通络汤泻肺降气、通络化痰。其中,桑白皮、地骨皮化裁自《小儿药证直诀》中的泻白散,具有清热化痰、泻肺不伤阴之功效;苏子、葶苈子源自《医宗金鉴》的苏葶丸,方中苏子降气平喘,祛痰止咳,葶苈子苦泻降气、善泻肺中痰饮而平喘止咳;配合运用桃仁、地龙活血通络,磁石重镇潜阳,体现了徐小圃"温潜法"的运用,也如《伤寒质难》中云"温以壮其怯、潜以平其逆"。三诊时患儿咳喘大除,守二诊之法,加入祛湿止痒之品,继进服用。

四诊、五诊时患儿咳喘基本已平稳,用药稳中有变,拟徐氏儿科"温清并用"之法,非一味温补,而是清热药物共进,将泻肺散同细辛、干姜同用,并最后以温肾纳气法收敛固涩,如叶天士指出"喘病之因,在肺为实,在肾为虚"。患儿咳喘经年,肾气不足,摄纳无权,引起气逆而喘,肺肾同病,运用补骨脂、五味子以温肾纳气、敛肺止咳。

案2　徐幼,男,9岁。

初诊(2012年11月13日)

主诉:反复咳喘多年,要求膏方调治。

现病史:患儿自幼有哮喘病史,遇寒则发,现用布地奈德福莫特罗粉吸入剂,每日2次。目前喉中痰多,咯吐白色泡沫痰,鼻流清涕,纳可,大便尚调,盗汗。

查体:神清,面色苍白。咽淡红,扁桃体无肿大。吸凹征(-)。双肺呼吸音粗,未及啰音。心腹(-)。舌淡红、苔白,脉细滑。

中医诊断:哮喘(寒喘)。西医诊断:支气管哮喘。

治法:益气健脾,化痰平喘。

自拟方如下。

黄芪100 g	白术100 g	白芍100 g	姜半夏40 g
陈皮30 g	防风30 g	茯苓100 g	补骨脂100 g
淫羊藿100 g	山药100 g	薏苡仁100 g	熟薏苡仁100 g
甘草40 g	桃仁100 g	苦杏仁100 g	紫菀100 g
款冬花100 g	桑白皮100 g	地骨皮100 g	紫苏子100 g
葶苈子100 g	细辛30 g	辛夷100 g	黄芩100 g
川贝母50 g	桂枝80 g	生地黄100 g	熟地黄100 g
山萸肉100 g	黄精100 g	枸杞子100 g	北沙参60 g
麦冬100 g	五味子30 g	牡丹皮100 g	丹参100 g
川芎100 g	赤芍100 g	淮小麦90 g	红枣250 g
百合100 g			

辅料用生晒参80 g、蛤蚧1对、阿胶150 g(烊)、冰糖300 g、饴糖500 g、胡桃肉250 g。上药清水浸泡30分钟后煎煮3次,合并滤液,再入辅料,熬膏收敛后成品。每日早晚各1袋,兑水约30 mL,饭后30分钟服用。

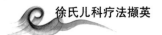

二诊(2013 年 11 月 17 日)

服用膏方后,布地奈德福莫特罗粉吸入剂改为每日 1 次。晨起喷嚏少涕,咽部不适,时而胸闷,手足欠温,今年天气变化后哮喘共发作 2 次,口服解痉抗炎药物可控制,纳可,大便尚调,汗出减,舌淡红、苔薄白,脉细。拟扶正潜阳、健脾化痰。自拟方如下。

黄芪 100 g	白术 100 g	白芍 100 g	姜半夏 40 g
陈皮 30 g	防风 30 g	当归 30 g	补骨脂 100 g
淫羊藿 100 g	熟附片 60 g	牡蛎 150 g(先煎)	薏苡仁 100 g
熟薏苡仁 100 g	薤白 90 g	全瓜蒌 90 g	郁金 90 g
桃仁 100 g	苦杏仁 90 g	紫苏子 90 g	葶苈子 90 g
辛夷 90 g	黄芩 90 g	白芷 90 g	炙麻黄 30 g
射干 30 g	生地黄 90 g	熟地黄 90 g	山萸肉 90 g
牡丹皮 90 g	丹参 90 g	平地木 90 g	地龙 90 g
当归 50 g	川芎 90 g	黄精 90 g	枸杞子 90 g
北沙参 60 g	麦冬 90 g	五味子 30 g	山楂 90 g
枳壳 90 g	淮小麦 90 g	红枣 250 g	

辅料用生晒参 100 g、蛤蚧 1 对、阿胶 200 g(烊)、冰糖 300 g、饴糖 500 g、胡桃肉 250 g,制备服法同前。

三诊(2014 年 12 月 9 日)

病情稳定,哮喘未发,布地奈德福莫特罗粉吸入剂每日 1 次。外院复诊查指标,一氧化氮值高于正常。目前鼻塞不显,汗出减少,余同前。守方去白芷,改熟附片为 90 g,加磁石 150 g、菟丝子 90 g。辅料及制备服法同前。

四诊(2015 年 12 月 27 日)

哮喘基本未发,已停用布地奈德福莫特罗粉吸入剂,纳食明显增加,夜寐安稳,鼻息通畅,舌红、苔薄白,脉滑。守方去紫苏子、葶苈子,加白果 90 g、夏枯草 90 g。辅料及制备服法同前。

[按语]膏方,又称"煎膏""膏滋",具有治疗和预防的综合作用。膏方立意在于平调、缓图、长效,膏方施治,宜于秋冬,特别是冬季。《素问·四时刺逆从论》有"冬者,盖藏血气在中,内着骨髓,通于五脏",可见膏方适宜在冬季调

理。小儿乃"稚阴稚阳"之体，脏气清灵，气阳不足，故有选择性地加以膏方调治，可起到温阳扶正的作用，符合"形不足者温之以气"理论。

基于徐氏学术思想，姜之炎根据明代万全小儿"肺常不足、脾常不足、肾常虚"理论，结合清代吴鞠通提出的小儿"稚阳未充、稚阴未长"的生理特点，将温潜法灵活运用到儿科疾病的治疗中，如脾胃虚寒之胃痛、厌食，寒证哮喘，肾气不固型遗尿，气阳不足型汗证等，并根据膏方药物的偏胜之性，纠正患儿阴阳气血的失衡，以求"阴平阳秘，精神乃治"的目的。姜之炎认为，冬为闭藏，主收摄，膏方多用扶正收摄药物，根据疾病辨证论治，配合附子，酌加磁石或龙骨、牡蛎等，起到振奋阳气、扶正祛邪、改善机体功能的作用。

附子有回阳救逆、助阳补火、散寒止痛的功效，有"百药之长"之称，张景岳称其为"药中四维"。姜之炎临证运用膏方时，重视酌情运用附子。在辨证方面，姜之炎重视四诊合参，推崇徐氏附子运用辨证要点"神疲乏力、肢软、面色㿠白、畏寒、四肢清冷、不欲饮、溲清长……"，但见一症便是，不必悉具；同时强调舌象的观察，认为阳气不足的舌象一般为色淡红、苔白或薄白，或见光舌，不欲饮水。特别需要指出的是，临床若见舌尖红、有芒刺，大便干，手足心潮热等属于热象的患儿，应慎重使用附子。在剂量方面，小儿为稚阴稚阳之体，身体各脏腑功能尚未发育完全，故用药不宜量大力猛，特别是附子，膏方中附子剂量通常为60～90 g，既兼顾儿科用药特点，保留了附子辛热之性，又通过合理配伍，降低附子的毒性。

膏方调理过程较长，须临床随访。在治疗过程中，姜之炎重视药证兼顾，强调药对的加减配伍。在温潜法运用同时，以药对加减，收效良好：如神疲乏力，加黄芪、防风、白术、茯苓益气健脾；面色欠华，加当归、川芎益气活血养血；手足不温，加桂枝、甘草通阳化气；胸闷痰多，加瓜蒌、郁金、薤白宽胸化痰；鼻塞不通，加辛夷、黄芩宣通鼻窍；汗多不敛，加麻黄根、淮小麦、红枣收敛固涩；兼胃痛、厌食，以苍术、白术、藿香、紫苏梗健脾助运；哮喘反复者，以五味子、冬虫夏草纳气平喘；肾气不固型遗尿，以菟丝子、补骨脂温肾培元。

鼻炎

张幼，女，4岁。

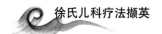

初诊(2019 年 4 月 11 日)

主诉:反复鼻痒、咽痒 1 年余,加重 3 日。

现病史:患儿近 1 年来反复出现鼻痒、咽痒,平素气候变化时更甚。家长携其于外院就诊,给予口服盐酸西替利嗪滴剂及外用糠酸莫米松鼻喷雾剂喷鼻,症状可以缓解,但停用后症状复现。近 3 日患儿鼻痒、咽痒加重,异气异味下喷嚏连连,偶有黄涕及清嗓,无头痛头晕,无喘息气促,无恶寒发热,胃纳可,二便调,夜寐欠安。

家族史:父亲有过敏性鼻炎,母亲有湿疹。该患儿出生后至 1 岁有婴幼儿湿疹史。

查体:神清,精神可。咽红,扁桃体无肿大。两肺呼吸音粗,未及啰音。心腹无殊。舌红、苔薄腻,脉滑数。

中医诊断:鼻鼽(脾虚湿盛证)。西医诊断:过敏性鼻炎。

治法:运脾化痰,宣肺通窍。

拟运脾化痰通窍汤加减:

苍术 5 g	防风 4 g	薏苡仁 4 g	胆南星 2 g
黄芩 4 g	夏枯草 5 g	金荞麦 5 g	丝瓜络 5 g
浙贝母 3 g	芦根 9 g	射干 2 g	蝉衣 2 g
石菖蒲 4 g	辛夷 4 g	甘草 2 g	炙麻黄 2 g

14 剂。农本方,开水冲泡 50 mL,早晚各一次,餐后温服。

二诊(2019 年 4 月 25 日)

患儿黄涕清嗓明显好转,鼻痒、咽痒减少,偶有擤鼻,夜寐易汗,汗出肌肤欠温,胃纳可,二便调,夜寐安。舌淡红、苔薄腻,脉滑。证属肺脾气虚证。拟益气健脾,通窍敛汗。方用玉屏风散合运脾化痰通窍方加减。

黄芪 5 g	炒白术 5 g	防风 3 g	薏苡仁 4 g
黄芩 4 g	夏枯草 5 g	丝瓜络 5 g	浙贝母 3 g
苍术 4 g	石菖蒲 4 g	辛夷 4 g	川芎 5 g
甘草 2 g	麻黄根 5 g		

14 剂。农本方,开水冲泡 50 mL,早晚各一次,餐后温服。

[按语]随着社会经济发展,人口流动增加,儿童鼻病发病率有逐年上升

的趋势,对其研究也越来越多地受到国内外学者的重视。姜之炎认为,治疗小儿鼻病,通络法是根本方法。《内经》中首次提出"络脉"的概念,《灵枢·脉度》言"经脉为里,支而横者为络,络之别者为孙",指出络脉是布散气血津液、提供营养交换、络属脏腑百骸的网络结构。《灵枢》云"肺气通于鼻,肺和则鼻能知香臭矣""肺开窍于鼻",说明肺和鼻同属于肺络体系。叶天士提出"久病入络",认为邪气袭人后由经及络、久病伤络、痰瘀阻络而成"络病"。儿童多肺脾肾三不足,津液代谢异常,病程较长,津液输布不利可致痰瘀互结,日久络脉闭阻,与"久病入络"机制相同。吴以岭将络脉分为气络与血络,其中气络与人体免疫有关,血络与现代微循环学说相关。

本案患儿本质上具有本虚标实的特点,家族的过敏史增加了诊断的依据。初诊急则治其标,运用运脾化痰通窍方加减,全方宣通鼻窍、运脾化痰,药对经典,方便记忆,如黄芩、辛夷,夏枯草、丝瓜络,苍术、薏苡仁等。《本草纲目》中描述辛夷之辛温走气而入肺,能助胃中清阳上行通于天,所以能温中,治头面目鼻之病,配合黄芩一温一寒,交通上下。夏枯草是清热解毒之要药,配伍丝瓜络,通络软坚通窍。苍术为运脾要药,配合薏苡仁健脾利湿,并且防止因用清热药物所引起的脾胃不适。该患儿为过敏体质,卫表不固,腠理疏松,"无风不作痒",风邪作祟,故鼻痒、咽痒。玉屏风散中以黄芪大补肺脾元气,白术健脾益气,防风祛风固表。配伍方面,黄芪得防风则祛邪而外无所扰,得白术则补脾而内存所据。邪自去,表自固,是治疗一切肺脾气虚证的基本方,故二诊时以玉屏风散合用运脾化痰通窍方。值得注意的是,姜之炎加入了川芎一味,既为引经药,又能化瘀通络,为"上达头面、下行血海、旁开散结"之良药,本品辛散善行,入血分,通血脉,散瘀结。古人常有久病留瘀、怪病痰作祟的说法,在儿童鼻系疾病中,考虑和"痰""瘀"有关,方中加入川芎一味,可起到承上启下的作用,是点睛之笔。本案遣方用药充分继承了徐氏父子善用辛味通络的经验方法。

根据小儿常有"脾不足""肾常虚"的特点,姜之炎自拟了一套简便有效的鼻操:以润肤油湿润双拇指后自上而下按摩鼻骨两侧,5遍后在鼻翼两侧迎香穴按压1~2秒,如此循环往复20次左右(可根据患儿皮肤适当调整次数)。中医自古讲究"简、便、效、廉",在患儿能够配合的前提下,将此外治法配合中

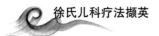

药内治，大大缓解了患儿的呼吸道症状，提高了疗效，同时也拓宽了儿科疾病的诊治思路，值得后辈推敲学习。

腺样体肥大

牛某，男，6岁。

初诊(2019年5月16日)

主诉：鼻塞憋气伴张口呼吸2月余，咽痛2日。

现病史：患者近半年来鼻塞时作，时有流清涕，寐中打鼾，伴憋气及张口呼吸。近2日，患者咽痛不适，吞咽困难，无发热，无咳嗽咳痰，胃纳可，二便调。刻下咽痛，鼻塞时作，无流涕，寐中打鼾，时伴憋气及张口呼吸，胃纳可，二便调。

既往史：慢性扁桃体炎(具体治疗不详)。

查体：神清，精神可。咽红，双侧扁桃体Ⅲ度肿大。双肺呼吸音清，未及干湿啰音。舌淡、苔薄白，脉滑数。

辅助检查：鼻咽部侧位片示，腺样体前缘轻度隆起，A/N值为0.8，腭扁桃体肿大。

中医诊断：鼽鼾(脾虚痰阻)，慢乳蛾。西医诊断：腺样体肥大，慢性扁桃体炎。

治法：运脾化痰，宣肺通窍，兼以清热利咽。

拟运脾化痰通窍方加减。

苍术4 g	薏苡仁4 g	辛夷4 g	石菖蒲4 g
黄芩4 g	夏枯草5 g	丝瓜络5 g	牡蛎9 g
象贝3 g	蝉衣2 g	木蝴蝶2 g	玄参4 g
射干2 g	金荞麦5 g	川芎5 g	胖大海5 g
甘草2 g			

7剂。农本方，开水冲泡50 mL，早晚各一次，餐后温服。

二诊(2019年5月23日)

服药后，患儿咽痛减轻，无明显吞咽困难，夜间鼻塞、打鼾改善，偶有憋气及张口呼吸，胃纳可，二便调，夜寐欠安。查体：神清，精神可。双肺呼吸音清,未闻及干湿啰音。咽红,双侧扁桃体Ⅲ度肿大。舌淡、苔薄白,脉滑数。辨证为痰核留结证。拟运脾化痰,宣肺通窍,兼以清热利咽。以前方加减。

苍术 4 g	薏苡仁 4 g	辛夷 4 g	石菖蒲 4 g
黄芩 4 g	夏枯草 5 g	丝瓜络 5 g	牡蛎 9 g
象贝 3 g	蝉衣 2 g	木蝴蝶 2 g	玄参 4 g
射干 2 g	金荞麦 5 g	川芎 5 g	甘草 2 g

14 剂。农本方,开水冲泡 50 mL,早晚各一次,餐后温服。

三诊(2019 年 6 月 8 日)

患儿咽痛基本消失,无吞咽困难,鼻塞偶作,寐中打鼾减少,无明显憋气及张口呼吸,胃纳欠佳,大便 2 日一行,小便可,夜寐安。查体:神清,精神可。双肺呼吸音清,未及干湿啰音。咽淡红,双侧扁桃体Ⅱ度至Ⅲ度肿大。舌淡、苔薄白,脉滑数。辨证为脾虚痰阻证。拟运脾化痰,宣肺通窍,兼以清热利咽、和胃运脾。以前方加减。

苍术 4 g	薏苡仁 4 g	辛夷 4 g	石菖蒲 4 g
黄芩 4 g	夏枯草 5 g	丝瓜络 5 g	牡蛎 9 g
象贝 3 g	蝉衣 2 g	木蝴蝶 2 g	玄参 4 g
射干 2 g	生山楂 5 g	神曲 5 g	鸡内金 3 g
甘草 2 g			

14 剂。农本方,开水冲泡 50 mL,早晚各一次,餐后温服。

患儿经运脾化痰通窍方治疗后,症状明显改善,遂定期复诊 2 次,辨证施治,予上方随症加减。

末次就诊(2019 年 7 月 18 日)

患儿无咽痛,鼻塞稍作,寐中无打鼾,无憋气及张口呼吸,胃纳可,二便调,夜寐安。查体:神清,精神可。双肺呼吸音清,未及干湿啰音。咽淡红,双侧扁桃体Ⅱ度肿大。舌淡、苔薄白,脉滑数。辅助检查:鼻咽部侧位片示,腺样体前缘未见隆起,A/N 值为 0.48。腭扁桃体肿大。辨证为脾虚痰阻证。拟运脾化痰,宣肺通窍,兼以通络止咳。方用玉屏风散合运脾通窍化痰汤加减。

黄芪 5 g	白术 4 g	防风 4 g	苍术 4 g
薏苡仁 4 g	辛夷 4 g	石菖蒲 4 g	黄芩 4 g

夏枯草 5 g	丝瓜络 5 g	牡蛎 9 g	象贝 3 g
瓜蒌 5 g	薤白 5 g	郁金 5 g	甘草 2 g

14 剂。农本方,开水冲泡 50 mL,早晚各一次,餐后温服。

随访 3 个月,患儿鼻塞偶作,寐中未见打鼾,无憋气及张口呼吸,慢性扁桃体炎未再复发。

[按语] 中医古籍中并没有腺样体肥大的详细记载。小儿腺样体肥大的主要表现有鼻塞时作、寐中打鼾、张口呼吸等症。最早对鼾眠作出明确定义的是巢元方《诸病源候论》"鼾眠者,眠里喉咽间有声也",称其为"齁齘";《灵枢·忧恚无言》亦有"颃颡者,分气之所泄也……人之鼻洞涕不收者,颃颡不开,分气失"的类似论述。张志聪注"颃颡者,腭之上窍,口鼻之气及涕唾,从此相通,故为分气之所泄,谓气之从此而出于口鼻者也";张仲景言"颃颡之窍不开,则清气不行,清气不行,则浊液聚而不出,由于分气之失职也";等等。如上所言,鼻咽部浊液聚集则气不相通,中医认为"痰核"多由湿痰结聚而成,故将本病辨为"齁齘·脾虚痰阻"。《丹溪心法》载:"凡人头面、颈颊、身中有结核,不痛不红,不作脓者,皆痰注也。"

儿童腺样体肥大从脾论治,从痰论治,"脾为生痰之源,肺为贮痰之器","痰核"的形成与肺脾关系密切。《素问·经脉别论》云"饮入于胃,游溢精气,上输于脾,脾气散精,上归于肺",肺为水之上源,脾主运化水湿,饮食水谷的运化需要肺与脾的相辅相成。万全提出小儿"肝常有余,脾常不足;肾常虚;心常有余,肺常不足",小儿脏腑娇嫩,卫外功能薄弱,外感六淫之邪,易从皮毛而入,犯于肺卫。肺气受损则治节无权,水液失于输布,日久则凝液为痰;肺开窍于鼻,咽为肺之门户,痰则留结于肺及其孔窍。脾为生痰之源,小儿脾常不足,喂养不当或饮食不节等均易导致脾胃功能受损,水谷运化失司,水湿聚于脾,久而不化则成痰。痰湿互结,上壅于鼻咽,则形成痰核留结之腺样体肥大。

此案中患儿既往有慢性扁桃体炎病史,发作频率高,免疫力低下,近半年来出现鼻塞时作,寐中打鼾,时伴憋气及张口呼吸,初诊时患儿扁桃体炎发作,咽喉不利。姜之炎根据其症状体征和舌苔脉象,辨证为"齁齘·脾虚痰阻",治疗以运脾化痰通窍方为主,治以运脾化痰、宣肺通窍,兼以清热利咽。方中苍术燥湿健脾,薏苡仁健脾除湿,两者共行除湿运脾之功,共为君药;辛夷、石菖蒲开窍豁痰,兼可化湿和胃,黄芩清肺泻热、燥湿化痰,三药共为臣药,助君药运脾开窍;象贝、夏枯草、丝瓜络、牡蛎均有化痰软坚散结之效,用以化解胶固之痰,以痰之生化之源及痰之本质入手;川芎活血行气以祛瘀通络、宣通肺气,蝉衣疏风利咽,木蝴蝶、金荞麦、射干、胖大海清热解毒利咽,玄参清热养阴利咽,以上诸药均为佐药;甘草调和诸药为使。连续服药两周。二诊时患儿咽痛明显好转,夜间打鼾减轻,去胖大海后继服两周。三诊时患儿咽痛不适基本消失,鼻塞偶作,寐中打鼾明显减少,无憋气及张口呼吸,但胃纳欠佳,纳食不香,故于上方加用生山楂、神曲、鸡内金消食和胃,继服两周。治疗后患儿症状体征明显改善,嘱其定期复诊6周。末次就诊时,复查鼻咽部侧位片示,腺样体前缘未见隆起,A/N值为0.48。患儿无咽痛,鼻塞稍作,寐中无打鼾,无憋气及张口呼吸。姜之炎考虑患儿扁桃体炎已基本控制,胃纳好转,故减去木蝴蝶、玄参、山楂、神曲、鸡内金等清热利咽及消食和胃之药,主攻痰核留结之证,并行扶正抗邪。痰核顽固难祛,故继上方加"瓜蒌薤白半夏汤"之主药瓜蒌、薤白、郁金,共行行气解郁、通络散结之功,用以加强祛"痰核"之力,并以防痰核复留。该患儿素体虚弱,易感外邪,为求"未病防治",运用"玉屏风散"之黄芪、防风、白术益气补脾、实卫固表、扶正抗邪,减少外邪侵袭而致病情反复。

肠胀气

张幼,男,4岁。

初诊(2014年5月16日)

主诉:腹胀满、疼痛4月余。

现病史:患儿4个多月前因受寒加之饮食不节,腹泻后出现腹部胀满疼痛,晨起腹胀尚可,午间起甚,至晚间腹部膨隆、状如蛙腹,行走不便,胀痛难忍,近4月体重逐渐减轻4千克,胃纳差,大便偏干,两三日一行,矢气少,夜寐可。既往外院曾服用酪酸梭菌活菌片、乳酶生片等微生态制剂4个月,症情未见好转,来本院求治于中医中药。刻下腹胀满、疼痛难忍,嗳气纳呆,气短,大便偏干,2～3日一行,小便可,夜寐差。

查体:神清,精神萎靡。心肺正常。腹胀,腹膨大,肠鸣音减少,叩诊呈鼓音,压痛不明显。舌红、苔薄腻,脉弦滑。

辅助检查：B超示肠系膜淋巴结肿大,肠胀气;外院胃肠镜示无器质性改变。

中医诊断:痞证(脾虚气滞证)。西医诊断:小儿肠胀气。

治法:运脾和胃,理气畅中,佐以疏肝调气。

拟不换金正气散加减。

苍术 5 g	藿香 5 g	薏苡仁 5 g	大腹皮 5 g
厚朴 5 g	山楂 5 g	青皮 2 g	陈皮 2 g
柴胡 5 g	郁金 5 g	白芍 5 g	夏枯草 5 g
丝瓜络 5 g	生牡蛎 9 g	甘草 3 g	

7剂。农本颗粒剂,早晚各1袋,开水冲服,每次30 mL,餐后服用。下同。

二诊(2014年5月23日)

患儿腹部胀痛较前缓解,矢气频频,大便两日一行,质中软,胃纳增多,夜寐可。查体:神清,精神较佳。腹已软,肠鸣音减少,叩诊呈清鼓音。舌淡红、苔薄腻,脉弦滑。拟运脾和胃,理气畅中,佐以疏肝调气、消胀通便。方用不换金正气散加减。

苍术 5 g	藿香 5 g	薏苡仁 5 g	大腹皮 5 g
厚朴 5 g	山楂 5 g	青皮 2 g	陈皮 2 g
柴胡 5 g	郁金 5 g	白芍 5 g	夏枯草 5 g
丝瓜络 5 g	生牡蛎 9 g	甘草 3 g	神曲 5 g
枳实 5 g			

14剂。农本颗粒剂,早晚各1袋,开水冲服,每次30 mL,餐后服用。下同。

三诊(2014年6月7日)

患儿腹部胀痛明显缓解,矢气多,大便通畅,日一行,质中软,胃纳可,夜寐安,行走轻松。上方加川芎5 g、延胡索5 g。此方续服3个月,患儿腹胀腹痛症状均已明显好转,精神佳,体重增加。

[按语]肠胀气是儿科各疾病中常见的症状,如慢性腹泻,或各种感染等都可出现肠胀气,多发生于婴幼儿。目前,临床上治疗功能性小儿肠胀气,常用促进胃肠动力药、复方消化酶制剂和改善肠道菌群的微生态制剂等,但大多

数患儿的症状未能得到很好的缓解。

此案患儿年幼，素体脾胃虚弱，且外邪食滞内陷，以致客邪逆于心下，痞塞于中，阻滞气机，导致升降失常，形成本虚标实之痞证。方中苍术、藿香、薏苡仁运脾调中，共为君药；厚朴、大腹皮、陈皮、青皮、山楂行气导滞、理气畅中，共为臣药；柴胡、郁金、白芍疏肝理气、调畅气机，夏枯草、丝瓜络、生牡蛎理气散结、疏通气机，共为佐药；甘草调和诸药为使；全方共奏运脾和胃、理气畅中、疏肝调气之效，从而使气机升降协调，腹胀消失。服药 1 周后，患儿腹部胀痛较前缓解，矢气较多，然而大便两日一行，质中软，故遵首诊之法，调整前方，加用枳实、神曲破气理气、消食健脾。三诊时，虑患儿腹部胀痛略有，加用川芎、延胡索理气活血、消除胀满。遵循上方之法，续服 3 个月，患儿腹胀腹痛症状均已明显好转，精神佳，体重增加。运用运脾、和胃、理气、畅中、抑木法治疗小儿肠胀气——"痞证"，临床见效。

"运脾"一词首见于张隐庵《本草崇原》："凡欲补脾，则用白术；凡欲运脾，则用苍术。""运脾"法则首先由江育仁提出："欲健脾者，皆在运脾，欲使脾健，则不在补而贵在运。"江育仁是徐氏儿科流派门下高徒。姜之炎在继承老一辈学术思想的基础上，将运脾法运用到现代疾病中，特别是脾胃病，认为此类病常常表现为本虚标实，如泄泻伴有腹胀腹痛等。实证根据"泻其有余"之论，当以去实，但脾脏本虚，又恐伤及脾气。如妄补益，脾恶湿喜燥，多投补益滋腻之品，反使脾之运化不健；如妄投下，会克伐脾胃，损伤脾阳。因此，姜之炎治疗脾胃疾病，强调首先需认识到运脾的重要性，肠胀气乃升降失调、气机痞塞疾病，治疗当升降并举，补中寓消、消中有补，泻其有余、补其不足，恢复相对平衡。此法在临床应用广泛，如功能性消化不良、小儿肠系膜淋巴结炎、肠胀气、小儿鼻病等，临诊常用苍术、茯苓、白术、山楂、神曲等药；并提出理气药在运脾中的重要性，喜用厚朴、枳实或枳壳、陈皮理气破气畅中；夏令之时，暑湿易困脾胃，可加用藿香、佩兰芳香化湿，调畅中焦之气。姜之炎认为，肺主气、司呼吸、通调水道，与大肠相表里，大肠通降则肺气自降，故临床运用理气通降肠腑的药物，也可使肺中痰液从胃肠而出，取上病下治之意。

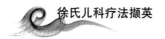

消化不良

丁幼,男,6岁。

初诊(2019年8月24日)

主诉:纳谷不馨半年余。

现病史:患儿近半年余因屡次呼吸道感染,纳谷不馨,家长诉进食米饭仅一二口,不喜蔬菜水果,大便干结,小便正常,夜寐辗转,时有哭闹。患儿平时有反复呼吸道感染病史,遇天气变化则易恶寒发热、咳嗽纳差,故特此求诊。

查体:神清,形瘦肢凉,口唇淡红略干。舌质淡、苔薄,脉欠力。

中医诊断:小儿厌食(阴阳不调)。西医诊断:消化不良,反复呼吸道感染。

治法:温阳敛阴,益气健脾。

方药如下。

桂枝 3 g	生牡蛎 9 g	炒白芍 5 g	生姜 3 g
大枣 5 g	生黄芪 4 g	白术 4 g	防风 3 g
九香虫 3 g	鸡内金 5 g	六神曲 5 g	生山楂 5 g
生麦芽 4 g	炒枳壳 4 g	生谷芽 4 g	薏苡仁 6 g
陈皮 2 g	怀山药 5 g	灯心草 3 g	甘草 2 g

14剂。农本颗粒剂,早晚各1袋,开水冲服,每次30 mL,餐后服用。下同。

二诊(2019年9月7日)

患儿复诊,胃纳略增进,大便不畅,约1～2日一行,便时努挣,便质干,唇周湿疹,夜寐仍欠安。舌淡红、苔中黄腻,脉欠力。拟温阳敛阴,益气健脾,兼以祛湿。方药如下。

桂枝 3 g	生牡蛎 9 g	炒白芍 5 g	甘草 2 g
生黄芪 4 g	白术 4 g	六神曲 5 g	生山楂 5 g
生麦芽 4 g	炒枳壳 4 g	陈皮 2 g	怀山药 5 g
灯心草 3 g	土茯苓 5 g	蚕沙 4 g	白茅根 9 g
芦根 9 g	防风 3 g		

7剂。

三诊(2019年9月14日)

患儿纳食馨悦,大便通畅,脾运已助,唇周湿疹好转,寐欠安。舌淡红、黄腻苔已除,脉有力。拟阴阳并调,潜阳安神。方药如下。

桂枝3g	生牡蛎9g	炒白芍5g	甘草2g
大枣5g	薏苡仁9g	龙齿9g	益智仁9g
茯苓5g	炒谷芽6g	六神曲6g	鸡内金4g

14剂。

四诊(2019年9月28日)

家长诉患儿食量增加,湿疹渐退,夜寐转安,舌淡红、苔薄,脉有力。原方继续调理1个月(方药同三诊)。患儿经调治后,诸证均有改善,家长诉入学活泼,纳谷馨悦,寐安便调。

[按语] 本案患儿为反复呼吸道感染、消化不良者。一诊见患儿形瘦、纳差,以温潜敛阴法为主。方中桂枝通阳化气、生牡蛎潜阳敛阴,共为君药;白芍和营,生姜、大枣升腾脾胃生发之气,黄芪、白术、防风益气固表,九香虫、鸡内金、山药、薏苡仁健脾益气开胃,神曲、山楂、谷麦芽、枳壳消食助运,共为臣药;佐以陈皮燥湿行气、灯心草甘淡渗湿;甘草调和诸药。江南地区湿气较重,二诊患儿湿疹起,加之脾运不健,湿无以化,故在健脾的基础上,加入土茯苓清热利湿、蚕沙祛风利湿。三诊、四诊时患儿脾运已助,胃纳渐开,然夜寐仍有辗转,《内经》云"阴阳之要,阳密乃固",遂加入龙齿、益智仁,体现徐氏温清并用、潜阳固肾的治疗特点。

《伤寒质难》中云"气虚而兴奋特甚者,宜与温潜之药,温以壮其怯,潜以平其逆,引火归元,导龙入海,此皆古之良法",徐小圃根据小儿"肉脆、血少、气弱"的特点,强调阳气在人体中的重要性,此二论点是桂枝龙骨牡蛎汤在临床运用的主要立意。脾为后天之本,脾之升清降浊、津液运化全赖阴阳,可见运脾调胃与阴阳调摄息息相关。《灵枢·营卫生会》云:"谷入于胃,以传于肺,五脏六腑皆以受气,其清者为营,浊者为卫,营在脉中,卫在脉外……"本案辨证阴阳不调乃是患儿营卫失调、血液化生不足、卫外不固的表现,故临证方药灵活,拆方可见桂枝汤、黄芪桂枝五物汤、牡蛎散、参苓白术散等方义,诸药合用,

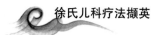

起到了温通气阳、收敛调营、健脾益气的作用。

小儿肠炎

陈幼,男,10岁。

初诊(2019年1月3日)

主诉:泄泻半年余。

现病史:患儿半年前受凉感冒后,出现大便次数增多,日行5~6次,呈稀糊状,无黏冻脓血。外院查粪常规示:白细胞(一),隐血(一)。家长未携其接受正规治疗。近日进食及遇冷后腹泻明显,日行数次,偶感难控,畏寒伴胃脘不适,自服用"健胃消食片"效不显,否认不洁饮食史,无发热,无腹痛呕吐。

查体:神清,精神欠振,面色苍白。咽淡红,扁(一)。心肺无殊,全腹软,无压痛反跳痛。舌红、苔薄白,脉细滑。

中医诊断:泄泻(脾肾不固证)。西医诊断:小儿肠炎。

治法:温中健脾,固摄止泻。

拟附子理中丸加减。

党参5g	炒白术5g	干姜5g	附子5g
扁豆花5g	藿香5g	苏梗5g	怀山药5g
葛根5g	生山楂5g	鸡内金5g	石榴皮5g
炒薏苡仁5g	车前子5g	茯苓5g	芡实5g

14剂。农本颗粒剂,早晚各1袋,开水冲服,每次30 mL,餐后服用。下同。

二诊(2019年1月17日)

上方服用后,大便日行3次,不成形,无黏冻脓血便,胃纳稍增,仍觉畏寒。家属要求自行煎药,故投草药。舌淡红、苔薄白,脉细滑。继用前法,加强温中固涩、潜阳收敛之力。方药如下。

党参6g	炒白术9g	炮姜炭9g	附子9g
扁豆花9g	藿香9g	苏梗9g	怀山药9g
葛根9g	生山楂9g	石榴皮9g	益智仁15g
补骨脂9g	车前子9g	茯苓9g	炒六神曲9g

木香 3 g　　　　　甘草 3 g

14 剂。草药方,每日 1 剂,水煎 100 mL,分早晚两次,餐后温服。

三诊(2019 年 1 月 31 日)

患儿大便已成形,日行 1~2 次,便时诉下腹疼痛,泻下肠鸣,便后腹痛缓解,畏寒改善。查体:形体瘦弱,下腹轻压痛。舌淡红、苔薄,脉细软。拟温中固涩,理气止痛。方药如下。

党参 6 g	炒白术 9 g	附子 9 g	延胡索 9 g
扁豆花 9 g	藿香 9 g	苏梗 9 g	怀山药 9 g
葛根 9 g	生山楂 9 g	石榴皮 9 g	煨诃子 9 g
补骨脂 9 g	车前子 9 g	茯苓 9 g	炒六神曲 9 g
木香 3 g	甘草 3 g	白芍 9 g	防风炭 4 g

14 剂。草药方,每日 1 剂,水煎 100 mL,分早晚两次,餐后温服。

[按语] 慢性泄泻又称久泻,是临床常见疾病。本病患儿大多脾胃中气素虚,复感时邪,加之饮食不节,或肝气抑郁,导致泄泻反复发作,日久脾肾两虚,病情迁延。《景岳全书》云"泄泻之本,无不由于脾胃",病位主要位于中焦。附子理中丸是在汉代张仲景《伤寒论》理中汤基础上加入附子形成,《本草正义》云附子"其性善走,故为通行十二经纯阳之要药,外则达皮毛而除表寒,里则达下元而温痼冷,彻内彻外,凡三焦经络,诸脏诸腑,果有真寒,无不可治"。

本病案中患儿泄泻日久,迁延难愈,故从脾肾二脏出发,以附子理中丸温中固涩,药达病所。二诊时患儿大便次数仍多,故以炮姜易干姜,加强温下止泻之力。徐小圃指出"小儿脾胃弱,乳食易伤,藩篱疏,得病后易传变",因而脾病每易传肾,导致脾肾两伤;反之,命门火衰,不能温阳脾土,亦可致脾虚而失健运,故治疗上要脾肾兼顾,证见脾虚、延久不愈者,加入温肾阳的药物,可使灶釜沸腾,收效益宏。徐伯远善治小儿泄泻、痹证、咳喘等。他认为慢性腹泻临床常见,多见于年龄较大的患儿,且病程较长,患儿体质较差,病情顽固,给予四君子一类方药疗效不显,可在原方的基础上加入温补脾肾的药物,如附子、肉桂、四神丸之类,并在见效之后继续服药一段时间,以巩固疗效,防其复发。姜之炎曾跟随徐伯远左右,在治疗小儿泄泻方面颇有心得,这位患儿二诊时,在益气、健脾醒脾药中加入补骨脂、益智仁加强温肾之力、补命门之火,药达病所。三诊时,患儿大便已成形,然有腹痛,古云久泻腹痛肠鸣者,即所谓"久风为飨泄",宜用风药,如防风炭、秦艽炭等,可以祛风燥湿;另有延胡索、白芍理气缓急,加减得当。

黄疸

李幼,男,10岁。

初诊(2019年3月7日)

主诉:反复总胆红素升高8年。

现病史:患儿8年前体检时发现总胆红素升高,家长携其当地就治(具体不详)未效,遂来沪求治。家长诉其平素胃纳欠佳,二便正常,尿量可、时有遗尿,汗多、汗出肌肤不温,鼻塞稍作。病程中无恶心呕吐,无腹痛黑便。否认疫区接触史。

查体:神清,精神可。巩膜略黄,全身皮肤未及黄染。咽淡红,双侧扁桃体Ⅱ度肿大,无渗出。双肺呼吸音清,未及啰音。心(一),全腹软,未及压痛反跳痛,肝脏肋下未触及,无腹壁静脉曲张。

中医诊断:黄疸(湿困肝脾)。西医诊断:胆红素升高。

治法:利湿退黄,健脾补肾。

拟和中茵陈汤加减。

茵陈5 g	焦栀子5 g	猪苓5 g	茯苓5 g
藿香5 g	苏梗5 g	丝瓜络5 g	车前子5 g
怀山药5 g	益智仁5 g	乌药5 g	远志2 g
芡实5 g	柴胡5 g	郁金5 g	煅牡蛎9 g
夏枯草5 g	石菖蒲5 g		

7剂。农本颗粒剂,早晚各1袋,开水冲服,每次30 mL,餐后服用。下同。

二诊(2019年3月14日)

患儿巩膜黄染好转,胃纳增进,汗出减少,遗尿仍有,晨起腹部不适,二便正常。舌淡红、苔薄腻,脉滑数。实验室检查示,尿胆红素(+),血红蛋白114 g/L,余均正常。肝功能示,总胆红素54.7 μmol/L,结合胆红素9.3 μmol/L,乙肝二对半(一)。辅助检查:腹部 B 超示,脾稍大。治法同前。

茵陈 5 g	焦栀子 5 g	猪苓 5 g	茯苓 5 g
藿香 5 g	苏梗 5 g	丝瓜络 5 g	车前子 5 g
怀山药 5 g	益智仁 5 g	乌药 5 g	远志 2 g
芡实 5 g	煅牡蛎 9 g	柴胡 5 g	郁金 5 g
夏枯草 5 g	石菖蒲 5 g	巴戟天 5 g	

14 剂。

三诊(2019 年 3 月 28 日)

患儿巩膜黄染退,遗尿减少,纳可便调。舌淡红、苔薄,脉滑。复查肝功能示,总胆红素 46.3 μmol/L,较前值下降。原方继进。

[按语] 和中茵陈汤出自清代名医费伯雄《医学膳义》,原方由茵陈、茅术、白术、厚朴、砂仁、陈皮、木香、山栀、赤苓、车前子、草薢、当归、生熟谷芽、生熟薏仁组成。徐仲才认为,黄疸患者虽有发黄,但只属于标症,临床发病机理往往同"湿"有关,不可一味拘泥于"黄为热象""黄疸属湿热之说"。徐氏疗法在费氏原方基础上加减化裁,辨证论治。本案中患儿平素纳谷不馨,巩膜略黄,胆红素指标升高,辨为湿困肝脾,以茵陈、山栀、猪茯苓、车前子利湿退黄,藿香、苏梗理气健脾、通畅气机,缩泉丸加减温肾固摄。

《素问·经脉别论》云:"饮入于胃,游溢精气,上输于脾,脾气散精,上归于肺,通调水道,下输膀胱,水精四布,五经并行,合于四时五脏阴阳,揆度以为常也。"这段话描述了人体津液生成、输布、排泄的过程。肾为先天之本、脾为后天之本,人体的津液代谢、水谷精微疏布与两脏关系密切。姜之炎在临证中注意脏腑之间相互关系,治法上注重轻重缓急,治病求本,通过健脾运脾、温肾调气以祛湿,脾肾同治,利湿化浊。

此外,对于胆闭出现黄疸的患儿,姜之炎强调需关注血小板情况,防治因脾肿大、食管胃底静脉曲张破裂出血而引起大出血等重症;还需密切观察患儿生命体征。

抽动障碍

张幼,女,11 岁。

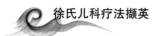

初诊(2020 年 6 月 20 日)

主诉:耸肩擤鼻 5 月余。

现病史:患儿 5 个月前因升学压力、学业紧张,出现耸肩、擤鼻,不喜交流。家长诉其与旁人接触及做作业时明显。既往有鼻炎史,故初起外院给予抗过敏、抗炎治疗,无明显效果。目前不自觉耸肩、擤鼻时作,伴有清嗓,纳谷不馨,喜食热饮,偶有大便稀薄,小便正常。

查体:神清,精神可。面色萎黄,口唇红。咽(-)。心肺腹无殊。舌红、苔薄,脉弦滑。

中医诊断:慢惊风(脾虚肝旺证)。西医诊断:抽动障碍。

治法:温中潜阳,平肝祛风。

拟益智方加减。

桂枝 5 g	茯苓 5 g	赤芍 5 g	白芍 5 g
石菖蒲 5 g	远志 2 g	地龙 3 g	牡蛎 9 g
菊花 4 g	姜半夏 4 g	钩藤 4 g	辛夷 4 g
黄芩 4 g	柴胡 5 g	羌活 5 g	伸筋草 5 g
僵蚕 5 g	郁金 5 g		

14 剂。农本颗粒剂,早晚各 1 袋,开水冲服,每次 30 mL,餐后服用。下同。

二诊(2020 年 6 月 30 日)

上方服用后,耸肩仍有,擤鼻减少。家长诉患儿浮躁,夜惊辗转。查舌淡红、苔薄白,脉细。拟原方加减。

桂枝 5 g	茯苓 5 g	赤芍 5 g	白芍 5 g
石菖蒲 5 g	远志 2 g	地龙 3 g	牡蛎 9 g
菊花 4 g	姜半夏 4 g	钩藤 4 g	羌活 5 g
伸筋草 5 g	柴胡 5 g	僵蚕 5 g	郁金 5 g
淮小麦 5 g	大枣 3 g		

14 剂。

三诊(2020 年 7 月 16 日)

抽动症状减少,患儿情绪稳定,夜寐渐安,能通过调整作息缓解心情,与同龄人交流增加。口唇淡红,面色转润。舌红、苔少,脉细。

再拟前方加减。

桂枝 5 g	茯苓 5 g	赤芍 5 g	白芍 5 g
石菖蒲 5 g	远志 2 g	地龙 3 g	牡蛎 9 g
菊花 4 g	姜半夏 4 g	钩藤 4 g	柴胡 5 g
郁金 5 g	川芎 5 g	淮小麦 5 g	大枣 5 g
生山楂 5 g	枸杞子 5 g		

14 剂。

药后患儿耸肩、擤鼻症状消除,胃纳增进,夜寐安稳,顺利进入中学学习,并且住校。

[按语] 抽动障碍是儿童期较常见的神经精神性疾病,以头面部、躯体、四肢的多发性肌肉抽动和(或)发声抽动为主要症状,并伴有不自主发声以及语言、行为障碍。古代文献记载了大量与抽动障碍主要症状近似的病症,根据临床表现将其归属于"瘛疭""颤振""慢惊风""郁证""肝风证"等范畴。《素问·玉机真脏论》曰:"病筋脉相引而急,病名曰瘛。"《温病条辨》曰:"大人暑痫……热初入营,肝风内动,手足瘛疭。"《证治准绳·幼科·慢惊》描述:"水生肝木,木为风化,木克脾土,胃为脾之腑,故胃中有风,瘛疭渐生,其瘛疭症状,两肩微耸,两手下垂,时复动摇不已,名曰慢惊。"

益智方为姜之炎经验方,组成为桂枝 5 g、茯苓 5 g、赤芍 5 g、白芍 5 g、石菖蒲 5 g、远志 2 g、地龙 3 g、牡蛎 9 g、菊花 4 g、姜半夏 4 g、钩藤 4 g,其借鉴"桂枝茯苓丸"及"孔圣枕中丹"两张方子,自拟此方,主要功效为温中潜阳、平肝祛风。桂枝茯苓丸出自《金匮要略》卷下,原方具有活血化瘀、缓消癥块之功,主治妇人病;此方有利水、润肠、调节代谢的作用,姜之炎将其用于儿童的内科杂病中,扩大了原方的治疗范围。徐小圃认为,小儿慢惊风多属阴证、寒证、虚证,久病而形成,以温中健脾为治;有气阳不足者,加用温肾潜阳法。上海地处江南,空气较为潮湿,湿为阴邪,易伤脾阳,而脾主运,喜燥而恶湿,故温通脾阳、调畅气机、利湿健运是关键。本验案中取桂枝通阳化气、赤芍和白芍柔肝敛阴、茯苓利水健脾,四味主药共奏温中健脾的作用;又加入菊花、钩藤清热平肝,半夏交通阴阳;另取孔圣枕中丹原方中的菖蒲、远志两味

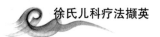

药,以散肝舒脾、强志益智;并以地龙、牡蛎代替原方中龙骨、龟甲,以潜阳敛阴剔络。

随着经济的发展和社会节奏的加快,孩童的学习压力及社会接触面逐渐增多,情志性疾病也呈逐年上升趋势。本案是徐氏温潜法思想在现代疾病中的进一步发挥,并扩大了经典方剂的运用范围,值得学习。

心律不齐

何幼,女,10 岁。

初诊(2020 年 4 月 9 日)

主诉:间断胸闷 1 年,加重伴心悸 1 周。

现病史:患儿为游泳运动员,近 1 年来自觉间断胸闷,深呼吸后缓解,未经正规治疗。近 1 周因游泳训练强度增大,胸闷明显,伴有心悸,忽冷忽热,手足心出汗,汗出肌肤不温,夜间入睡易惊醒,故家长携其至本院门诊就诊。此次病程中无头晕黑蒙,无晕厥发绀,胃纳尚可,便调寐安。

查体:神清,精神可。心率 65 次/分,心音有力,律欠齐,未及杂音。肺(—),腹软(—)。舌淡红,苔薄,脉滑。

辅助检查:心电图检查示,窦性心律不齐。

中医诊断:心悸(营卫不和)。西医诊断:心律不齐。

治法:益气养心,调营安神。

拟桂枝汤加减。

桂枝 5 g	赤芍 5 g	白芍 5 g	红枣 5 g
生姜 3 g	甘草 3 g	黄芪 5 g	白术 5 g
薤白 5 g	郁金 5 g	丹皮 5 g	丹参 5 g
川芎 5 g	太子参 5 g	煅牡蛎 9 g	

14 剂。农本颗粒剂,早晚各 1 袋,开水冲服,每次 30 mL,餐后服用。下同。

二诊(2020 年 4 月 23 日)

患儿服用上方后心悸好转,胸闷仍作,手足心汗出减少,夜间惊醒次数减少,纳可便调,效不更方。拟原方原法出入,继续再服用原方 14 剂(方见上)。

三诊(2020年5月7日)

患儿自诉胸闷心悸明显好转,夜寐安稳,学习紧张时偶有手心汗出。拟益气养血调神。方用桂枝汤合四物汤加减。

桂枝5g	赤芍5g	白芍5g	生地5g
当归3g	甘草3g	黄芪5g	白术5g
薤白5g	郁金4g	茯苓5g	浮小麦9g
太子参5g	煅牡蛎9g		

14剂。

[按语]《伤寒论》第12条云:"太阳中风,阳浮而阴弱,阳浮者,热自发,阴弱者,汗自出,啬啬恶寒,淅淅恶风,翕翕发热,鼻鸣干呕者,桂枝汤主之。"一般认为,外感风邪,致营卫不调,则当解肌祛风、调和营卫。以桂枝之辛温,解肌祛风;以芍药之酸寒,敛阴和营,两药配伍则调和营卫。而柯琴在《伤寒来苏集·伤寒论注·桂枝汤证》指出:太阳病,头痛,发热,汗出,恶风者,桂枝汤主之。此条是桂枝本证,辨证为主,合此证即用此汤,不必问其是否为伤寒、中风、杂病也。他认为,桂枝汤为"仲景群方之魁",乃滋阴和阳、调和营卫、解肌发汗之总方,无论外感或内伤,只要是阴阳失调、营卫不和者,均可用之,不仅拓展了桂枝汤的临床应用范围,反映了辨证论治的灵活性与原则性,亦是中医临床异病同治思想的体现。

本案中抓住了桂枝汤调营的特点,将其用在了小儿心悸病上,多味药对合用,组方有序,结构合理,效如桴鼓,其中桂枝、白芍调和营卫;黄芪、桂枝温阳益气;薤白、郁金宽胸理气;川芎、郁金升降有序;当归、丹皮参活血养血。病例中患儿胸闷,心悸,入夜惊醒,时觉手足心出汗,是阳不入阴、营卫协调失利的表现。根据柯琴所述,只要有桂枝汤证症状,便可一用,体现了中医辨证论治的精髓,抓住了不同疾病在其自身发展过程中出现了病位相同、病因同源、病机吻合的情况。深入理解异病同治的法则,对于提高临床疗效具有重要指导意义。此外,徐小圆在运用桂枝时喜用药对,以点带面,高屋建瓴,例如与附子同用以温阳,与参芪同用以助气,与甘枣同用以扶心阳,与饴糖同用以建中,与苓术同用以治水,与五味同用以纳气,与龙骨、牡蛎同用以镇惊,与当归、桃仁

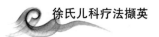

同用以行血。如此种种,均是宗仲景之法。

尿路感染

徐幼,女,6岁。

初诊(2014年12月13日)

主诉:排尿疼痛3日。

现病史:患儿3日前无明显诱因下出现小便灼热、排尿涩痛,伴有尿道口灼热不舒,短裤见分泌物,口渴心烦,无尿频、尿急,无血尿,无发热。刻下排尿疼痛,尿道口红肿,口渴心烦,胃纳可,大便调,夜寐安。

查体:神清,精神可。双肾区无叩击痛。尿道口稍红,短裤见少量白色分泌物。舌质红、苔黄腻,脉滑数。

实验室检查:尿沉渣白细胞51个/μL,白细胞(＋＋),黏液(＋－)。

中医诊断:热淋(湿热下注)。西医诊断:尿路感染。

治法:清利湿热,祛邪通淋。

拟八正散合导赤散加减:

瞿麦4 g	萹蓄4 g	车前子4 g	栀子5 g
通草5 g	生地黄5 g	虎杖5 g	茯苓5 g
知母4 g	黄柏4 g	紫花地丁5 g	蒲公英5 g
蛇舌草5 g	椿根皮5 g	苍术5 g	白术5 g

7剂。农本颗粒剂,早晚各1袋,开水冲服,每次30 mL,餐后服用。下同。

二诊(2014年12月20日)

初诊药后患儿排尿疼痛已消失,尿道口偏红不肿,短裤见少量分泌物。胃纳欠佳,大便调,夜寐安。舌质红、苔黄腻,脉滑数。实验室检查示,尿白细胞(＋),余正常。辨证为湿热未清,脾失健运。拟清利湿热,辅以健脾。前方去通草、蒲公英、生地黄,加薏苡仁5 g、怀山药5 g、玉米须5 g。服7剂。

三诊(2014年12月27日)

二诊药后患儿无排尿疼痛,尿道口不红,短裤见少许分泌物。汗多,汗出不温,胃纳可,大便调,夜寐安。舌淡、苔薄白,脉滑。实验室检查示,尿常规正常。辨证为正气不足,湿邪留恋。拟扶正化湿,固表祛邪。前方去紫花地丁、蛇舌草、虎杖,加黄芪5g、防风5g、薏苡根5g。服7剂。

[按语]本案患儿以小便灼热、排尿涩痛、尿道口灼热疼痛为主症,属中医淋证之热淋。《金匮要略·五脏风寒积聚病》记载:"其病中热胀,小便黄赤,甚则淋。"《景岳全书》曰:"淋之为病,小便痛涩滴沥,欲去不去,欲止不止是也。"《证治准绳》言:"淋病必热盛生湿,湿盛则水液混浊凝结而为淋。"热淋者,三焦有热,气搏于肾,流入于胞而成淋。因此,在本病的发病中,湿热之邪为主要致病因素。热淋祛邪,重在清利,故清利湿热为本病治则。

患儿起居不慎,外感湿热秽浊之邪,下注膀胱,湿热郁蒸膀胱,气化不利,下迫尿道,故见小便灼热、排尿涩痛。清利湿热、驱邪通淋为本病主要治则,选方八正散合导赤散加减。方中瞿麦与萹蓄相须使用,利湿通淋不伤阴。张景岳曰"瞿麦,性滑利,能通小便,降阴火,除五淋,利血脉","凡下焦湿热疼痛诸病,皆可用之"。患儿口渴心烦为心火上炎之症,心火下移小肠,而见小便灼热涩痛;心火循经上炎,又见口渴心烦。通草、生地,取经典方导赤散之意,引心火从小便而去;车前子导小肠热,利尿通淋;栀子苦寒,归心、肺、三焦经,既可邪心火以除烦,又善清下焦湿热而通淋;知母、黄柏清利下焦湿热;紫花地丁、蒲公英、蛇舌草、虎杖佐以清热解毒、利湿通淋;茯苓利水渗湿;椿根皮清热燥湿。

初诊时若一派苦寒叠加则易损伤脾阳,使湿邪留滞而无从化,热与湿和,也不能尽去,潜伏体内,成为下一次发作的隐患。而健运脾阳以助除湿者,首选苍术。苍术醒脾助运,开郁宽中,疏化水湿,为燥湿之要药。方中黄柏得苍术,以温制清,清热而不损阳;苍术得黄柏,燥湿而不助热;加之白术健脾燥湿。二诊患儿胃纳欠佳,考虑小儿脾常不足。本病的主要病机是湿热为患,但治疗时使用清利药物又易损伤脾胃。脾胃乃后天之本、气血生化之源,所以在本病的治疗过程中,需时时以顾护脾胃为念。古人云"留得一分胃气,便有一分生机",邪实时当健运脾气以祛除湿邪,疾病后期则应调理脾胃以杜生湿之源。顾护脾胃之药,姜之炎最习用药食两用之品——薏苡仁、怀山药。怀山药性味甘平,补益脾胃;"薏苡仁,阳明药也,能健脾益胃";两药合用,既能鼓舞脾胃之气,又能健脾利湿,疗效显著。

湿性黏腻,湿和热胶结为患,向来难去,自古即喻为"如油入面"。叶天士《南病别鉴》中记载:"热得湿而热愈炽,湿得热而湿愈横。湿热两分,其病轻而缓,湿热交合,其病重而速。"热重者,易耗伤津液,或湿热化燥,耗伤气阴;湿重者,易损人阳气。湿热既是脏腑失调的结果,又能进一步影响脏腑功能,进而加重湿热之势,耗伤人体正气。因此,三诊在清热利湿的同时加黄芪、防风,取玉屏风散之意,扶正固表以祛邪。

性早熟

李幼,女,8岁。

初诊(2014年12月6日)

主诉:发现乳房增大6月余。

现病史:6个月前无明显诱因下,患儿家长发现患儿乳房增大,未触及硬结,遂至上海交通大学医学院附属新华医院查(2014年12月1日)子宫附件B超示,子宫偏大(43 mm×11 mm×13 mm),卵泡成熟;骨龄为10周岁。医生建议注射用醋酸曲普瑞林治疗,患儿家属表示拒绝。现患儿为求进一步诊治,于我院门诊就诊。刻下可见少量阴道分泌物。时有盗汗,胃纳佳,喜甜食,夜寐欠安。大便尚可,2~3日一次,便干。

查体:神清,形体正常。双乳轻微隆起,面色少华。外阴见少量分泌物。舌红、苔白腻,脉弦。

辅助检查:2014年12月1日子宫附件B超示,子宫偏大(43 mm×11 mm×13 mm),卵泡成熟。骨龄为10周岁。

中医诊断:乳核(肾阴不足,肝郁痰凝)。西医诊断:幼女性早熟。

治法:清补肾阴,疏肝化痰。

自拟消乳方如下。

黄柏5 g	知母5 g	夏枯草5 g	牡蛎9 g
女贞子5 g	丹皮5 g	柴胡5 g	川牛膝5 g
陈皮2 g	半夏2 g	丝瓜络5 g	瓜蒌5 g
莪术5 g	苍术5 g	麦芽5 g	山楂5 g
薏苡仁5 g	茯苓5 g		

7 剂。农本颗粒剂,早晚各 1 袋,开水冲服,每次 30 mL,餐后服用。下同。

二诊(2014 年 12 月 14 日)

患儿双乳轻微隆起,阴道分泌物减少。胃纳佳,喜甜食,夜寐欠安。大便尚可,2～3 日一次,便干。上方去山楂、莪术、瓜蒌,加龟甲、龙胆草。服药 14 剂。

三诊(2014 年 12 月 29 日)

患儿双乳微隆。胃纳可,夜寐安,二便调。上方去龙胆草,加地骨皮。再服 14 剂。随访半年,症情无明显进展。

[按语] 性早熟属于发育异常疾病。《素问·上古天真论》载:"女子七岁,肾气盛齿更发长。二七而天癸至任脉通,太冲脉盛,月事以事下。"由此可见,女子正常的生殖发育与肾、天癸、任脉、冲脉功能正常密切相关。肾者,封藏之本,受五脏六腑之精而藏之;天癸为肾中精气所化的一种精微物质;冲为血海,任主胞胎而肝主藏血,肝经与任脉交于曲骨,与冲脉交于三阴交,冲任两脉通盛功能正常与否和肝肾密切相关。若肾精不藏、水不涵木、肝气过旺,引动冲任二脉过早通盛,则儿童发育提早。当各种原因引发肝肾阴阳不平衡、肾不封藏、精气天癸过早萌发、冲任通盛失时,肾气-天癸-冲任-胞宫轴提前发育,就会导致女童出现性早熟。

本病案中,患儿乳房提早发育,见少量阴道分泌物,时有盗汗,大便秘结,舌红,脉弦。考虑儿童乃稚阴稚阳之体,加之饮食环境等因素,导致肾失封藏,精血不固,阴不制阳,水不涵木,相火妄动,伤及冲任,冲任通盛失时,致天癸萌发过早、月经将至之势。此时补肾固精、清泻相火当为要务,方选知柏地黄丸为底方加减。本方运用知母、黄柏滋阴清热,茯苓健脾祛湿,丹皮养阴清热。药理研究显示,此类中药可抑制雌激素的生成,从而达到延缓骨成熟的目的。

肝经环阴器、抵小腹、布胁肋,与冲任两脉均有相连;而两胁为乳房所居,乳房属肝,故女性乳房发育以肝为先天。患儿正处学龄期,入学 1 年余,可系环境因素导致情志不畅、肝气郁结,肝郁日久易化火热,火盛灼伤肝络,以致乳房胀痛不适,故加用柴胡、夏枯草、牛膝、郁金、薤白、陈皮、丝瓜络行气疏肝、通乳络、解郁闷。

患儿素食甘腻,伤及脾胃,脾失健运,水液代谢异常,水湿停聚体内,凝聚成痰，或痰湿日久，郁而化热，热与痰结于乳房则形成乳核，痰湿下注则带下异常，故选用苍术、山楂、麦芽等健脾化湿消滞。本医案中，姜之炎从肾、肝、脾论治，以肾为主，又兼见肝脾两脏病变，故三脏同时调补，取得肯定疗效。

参 考 文 献

[1] 江育仁. 温阳法在儿科临床的运用[J]. 江苏中医杂志,1985,(6):1-2.

[2] 徐蓉娟,葛芳芳,姜宏军. 徐小圃、徐仲才应用附子经验[J]. 上海中医药杂志,2012,46(3):63-64.

[3] 姜之炎. 治小儿病调理脾胃乃医中之王道[J]. 天津中医药大学学报,2012,31(4):198-199.

[4] 姜之炎,肖臻,马晶,等. 徐小圃温阳学术思想及其在儿科临证中的应用[J]. 上海中医药杂志,2017,51(9):40-42.

[5] 马晶,姜之炎. 姜之炎教授运用徐氏儿科温潜法调治小儿疾病经验[J]. 中医儿科杂志,2021,6(17):26-28.

[6] 王明晶,姜之炎. 姜之炎"运脾治鼻"理论治疗小儿腺样体肥大经验[J]. 上海中医药杂志,2021,55(4):31-33.

[7] 陆鸿元,徐蓉娟. 徐小圃医案医论集[M]. 北京:中国中医药出版社,2011:166-200.

[8] 陆鸿元,邓嘉成. 儿科名家徐小圃学术经验集[M]. 上海:上海中医学院出版社,1993,(12):166-197.

[9] 陆鸿元,徐蓉娟,郭天玲. 徐仲才医案医论集[M]. 北京:中国中医药出版社,2010:22-100.

[10] 陆鸿元,徐蓉娟,郭天玲. 徐小圃徐仲才临证用药心得十讲[M]. 北京:中国医药科技出版社,2013:1-40.

[11] 朱锦善. 儿科心鉴[M]. 北京:中国中医药出版社,2007:1057-1073.

[12] 张怀琼. 海派中医流派传略图录[M]. 上海:上海科学技术出版社,2018:615-616.